メンタルクリニックに行くのはやめよう

医学博士・日本医師会認定産業医
労働衛生コンサルタント

山田 博規

日本橋出版

はじめに

　この本を手に取っていただいて本当にありがとうございます。

　この本の「メンタルクリニックに行くのはやめよう」という題名からとんでもない事をいうやつだとは思わないでください。この本は「とんでも本」というようなものでは決してありません。飽くまでも、どういうメンタル対策がいいかという事を論理的に考えていった結果得られた結論を題名にしたものです。

　この本は元々内科医であった私が、産業医というものを始めることによって出会ったたくさんのメンタル疾患だと言われた人達との面談の結果できたものです。また、そういう人達を通じて全国の精神科のクリニックの先生方とも、診断書や紹介状を通じて、あるいは電話などを通じて、直接お話する機会を多数得ました。更に、精神神経学会をはじめとする、精神科の先生方が集まる学会にも国内外を問わず、足繁く出席しました。当然産業医の講習会なども多数出席してきました。

　その結果、現状のメンタル対策の問題点を指摘し、改善点を提案するというかなり生意気な本を書く事を決意したのです。生意気ではありますが、私に取って様々な精神科の先生とのやりとりや、産業精神医学の専門家の講演会を聞くにつけ、この様な状態を知りながら放置するのは、臨床医としての責務を放棄していると思ったからです。

　私は、既に、別の出版社から「あなたはうつではありません」という本を2年前に出して、現状のメンタル対策に対するパラダイムを考え直さなければならないという提案をしています。

　しかし、前著は現状のパラダイムへの疑問を提起したにすぎず、なぜそのようなパラダイムが取られているのか、また、ではどのようなパラダイムがいいかという点についてはほとんど触れられてはいません。

　前著を著した後も、メンタル対策と言われている物の問題点が私

の目にどんどん飛び込み続けてくる日々を過ごすうちに、もっと根本的に、そういうパラダイムの起源と、それをどう改めるべきであるかという提案をしたいと決意するようになったのです。

　最初から、結論めいたものがあったわけではなく、様々な主に英語圏の文献を渉猟して論理的に考えていくという方法を出来るだけとったつもりです。何故、英語の文献を読まなければいけなかったかというと、日本では全く話題にもなっていない、精神医学のパラダイム自身への問いや精神医学の根本的な歴史を調べる必要があったからです。こういう事を調べていくうちに、通常の医学論文だけではなく、成書と言われるような書籍も読まなければいけない事が分かってきました。日本語の本や翻訳書を読んでいるだけでは分からない、とても広大な知的世界がそこには広がっていたのです。

　その結果、どういう結論になったかというのはこの本を最後までお読みいただければご理解頂けると思います。結論は題名通り、メンタルクリニックへ行くのは出来るだけやめた方がいいという物なのですが、臨床医を長年やってきた私が何故そう思うのか、最後までお読み頂ければ分かって頂けるはずです。

　この結論は別にある人達を貶めようとか、ある体制を批判しようとかそういう政治的な或いはイデオロギー的な意図は全くありません。1番大事なのは、社員の人ひとりひとりがどうやったら本当に幸せを感じられるかという事です。或いは医者としてどうやったら患者さんと言われている人の苦しみを1番和らげられるかという事です。その事を論理的に追求していくのがこの本の目的です。
　そういう事を考えていくうち医者の役割とは何か、公衆衛生の向上とはどういう事なのかというような事も考えなければならなくなってしまいました。

この本は10章仕立てになっていますが、理論的な話は3章以降で、1章と2章は現在メンタル対策と言われているものはどういうものであるかその結果どういう事が起こっているかという現状報告です。何事も現状把握から出発するのが、最善だと思いますので、付き合って頂けたらと思います。勿論この本に出てくる社員の人達の話は実名でもないし、業種も違います。しかし、事実に基づいて、どういう状況が起こっているのかお伝え出来る様に、事実の根幹部分は殆ど脚色していません。

　第3章以降は、主に英語圏の書籍や論文から得た日本ではあまり紹介されていない知見をご紹介しながら、私の考えを順番に述べていくという構成になっています。

　図表をパラパラと見て頂ければ、興味が湧いてくるのではと思っています。

　是非最後までお付き合いください。

　この本は日本では殆ど指摘されないような視点から書かれていますので、日本の専門の精神科の先生からは強い批判があるかもしれません。

　そういうご意見を是非聞かせて頂きたいと思います。

　勿論、一番読んでいただきたいのは、広く国民の皆さんです。メンタル対策というものには、税金が当然注ぎ込まれています。メンタルクリニックに行くことによって、保険料や、税金も当然かかっています。医療費が増大してしまうということです。ですから、多くの国民の皆さんはメンタル対策の実情と中身を知る権利があるのです。実際は、メンタル対策と言われる物の中で、何が行われ、何が起こっているかは殆ど報道されることは無いのです。この本はその実情を知って頂くために書かれた本でもあります。

　そうして、その実情を知った上で、今のままでいいのか、それを改めるべきなのかを是非多くの方に考えて頂ければと思います。

こういう現状で良いかどうか、それを判断するのは皆さんの常識です。それが民主主義という物です。

　メンタル対策について民主主義というような概念を持ち出さざるを得ないのも、メンタル対策に使われている精神医学というものが、真に実用的な科学と言える段階に至っていないということの証左でもあるのだと言えるのです。

　それがどういう意味であるのか、この本を最後まで読んでいただければ分かります。

　最後まで読んでいただければ皆さんに色々な言葉がまるで違った意味に聞こえるようになるかもしれません。

　うつ病、精神科、メンタル対策、セロトニン、DSM。

　これらの言葉の本当の意味を理解して頂くだけでも、著者として望外の喜びです。

Contents

第1章

メンタル対策の歴史と現状

メンタル対策の歴史と現状

　今、日本の産業医学の現場ではメンタル対策という事が盛んに推奨されています。心身ともに元気に働ける職場づくりというのが厚労省の出している目標です。からだだけではなく精神も健全な状態で働ける職場作りをする。とても素晴らしい目標です。

　私も産業医として、日々、企業のメンタル対策に関わる日々を過ごしています。

　私は普通の内科医でしたが、8年前から、産業医というものを始める様になりました。そうして、産業医の中心業務の一つである「メンタル対策」というものが一般の臨床とはかなり違う点がある事を知りました。

　その違いはだんだんなんとも言えぬ違和感となり、その違和感の原因を突き詰めていくうちに、「現状のメンタル対策」と言われているものは、根本的に変えなければいけないという確信に至ったのです。現状のメンタル対策と言うものの結果、うつ病患者は激増し社会の道徳は蝕まれ、うつ病だと診断された人の多くが不幸になってしまっているという現実があるからです。「メンタル対策」という美名のもと社会の道徳が毀損し病気で苦しむ人が増えるような施策を厚労省がとっているとも言えます。こんな事で本当にいいのかと言うのが私の本を書きたいと思った一番の動機です。

　しかし、いきなりそう言われてもどういう事なのかさっぱりご理解頂けないと思います。

　そこで、まず、今行われているメンタル対策とは何かという事について、お話していきたいと思います。

　一般の読者の皆さんにはメンタル対策と言ってもあまり馴染みがないと思います。そこでメンタル対策というのはどういう事なのか。その事について、厚労省のメンタル対策の歴史から紐解いてみる事にしたいと思います。

　【図1-1】は厚労省のホームーページからの引用です。20世紀の終わり頃から現在にかけて20年以上も矢継ぎ早に厚労省はメンタル対策を打ち出しています。これによって、日本のメンタル面における公衆衛生状態を向上させることが出来れば、こんなにいいことはありません。心身ともに生き生きとした社会

労働者のメンタルヘルス関連対策の経緯（1）

S63.9.1	「事業場における労働者の健康保持増進のための指針」（メンタルヘルスケアと心理相談担当者を規定）	大臣公示
H7〜11年度	労働省委託研究にて作業関連疾患（ストレス）について調査研究　→職業性ストレス簡易調査票の開発	委託事業
H12.8.9	「事業場における労働者の心の健康づくりのための指針」（旧指針）の策定	局長通達
H14.2.12	過重労働による健康障害防止のための総合対策	局長通達
H16.10.14	「心の健康問題により休業した労働者の職場復帰支援の手引き」の策定	課長通達
H16.12.22	労働政策審議会建議	労政審建議
H18.3.31	「労働者の心の健康の保持増進のための指針」 （安衛法に根拠をおく指針として策定）	大臣公示
H18.4.1	改正労働安全衛生法施行 ・長時間労働者に対する面接指導制度（法律改正） ・衛生委員会における審議事項に「労働者の精神的健康の保持増進を図るための対策の樹立」を追加（省令改正） ※50人未満の小規模事業場についてはH20.4施行	法改正 省令改正

1

労働者のメンタルヘルス関連対策の経緯（2）

H22.5	厚生労働省「自殺・うつ病等対策プロジェクトチーム」報告	省内検討
H22.9	「職場におけるメンタルヘルス対策検討会」報告とりまとめ	行政検討会
H22.12.22	労働政策審議会建議	労政審建議
H23.12	労働安全衛生法改正案を国会に提出	法案提出
H24.11	衆議院解散に伴い廃案	
H25.3	第12次労働災害防止計画策定	大臣策定
H25.6	労働政策審議会安全衛生分科会において議論を再開	
H25.12	労働政策審議会建議（ストレスチェック及び面接指導制度の創設を提言）	労政審建議
H26.2	法律案要綱について諮問答申	
H26.3	労働安全衛生法改正案を国会に提出	法案提出
	国会審議（4/9参議院本会議可決、6/19衆議院本会議可決・成立）	
H26.6.25	改正労働安全衛生法　公布 （ストレスチェック制度の施行は公布後1年6か月以内）	法改正

2

図1-1　引用元：職場におけるメンタルヘルス 対策の推進について

https://www.mhlw.go.jp/file/05-Shingikai-10901000-Kenkoukyoku-Soumuka/0000060315.pdf

労働者のメンタルヘルス 関連対策の経緯

1988.9.1	「事業場における労働者の健康保持増進のための指針」大臣公示
1995-1999	労働省委託研究にて作業関連疾患（ストレス）について 委託事業 調査研究→職業性ストレス簡易調査票の開発
2000.8.9	「事業場における労働者の心の健康づくりのための指針」局長通達
2002.2.12	過重労働による健康障害防止のための総合対策 局長通達
2004.10.14	「心の健康問題により休業した労働者の職場復帰支援の手引」 課長通達の策定
2004.12.12	労働政策審議会建議 労政審建議
2006.3.31	「労働者の心の健康の保持増進のための指針」大臣公示 （安衛法に根拠をおく指針として作成）
2006.4.1	改正労働安全衛生法施行 法改正 ＊ 長時間労働者二諦する面接指導制度（法改正）省令改正 ＊ 衛生委員会における審議事項に「労働者の精神的健康保持増進 を図るための対策の樹立」を追加（省令改正）
2010.5	厚生労働省「自殺、うつ病等対策プロジェクトチーム」 報告 省内検討
2010.9	「職場におけるメンタルヘルス 対策検討会」 報告とりまとめ 行政検討会
2010.12.22	労働政策審議会建議 労政審建議
2011.12	労働安全衛生法改正案を国会に提出 法案提出
2012.11	衆議院解散に伴い廃案
2013.3	第 12 次労働災害防止計画策定 大臣策定
2013.6	労働政策審議会安全衛生分科会において議論を再開
2013.12	労働政策審議会建議 （ストレスチェック及び面接指導制度 労政審建議の創設を提言）
2013.3	労働安全衛生改正案を国会に提出
2013.6.19	改正労働安全衛生法可決成立
2013.6.25	改正労働安全衛生法 公布 （ストレスチェック制度の施行は公布後 1 年 6 ヶ月以内）

を目指す為に厚労省も職場におけるメンタルヘルス対策に本腰を入れていると考えていいのでしょう。多くの人はイデオロギーに関係無く素晴らしいことだと思われると思います。私もこの目標には多くの方と同じように全く異論がありません。

しかし、「メンタル対策」というものを行った結果どういう現実が進行しているかということについては一般社会ではあまり知られていません。

「メンタル対策」をした結果、うつ病患者が急増しているという現実や、普通にまじめに働くのが良いという当然の道徳が蝕まれているという事実については報道されることもありません。うつ病患者が増えるということは、公衆衛生が向上していると言えるでしょうか。見逃されていた、病気が発見されたから、うつ病患者は増えているのでしょうか。それとも、何か急にうつ病という病気が増えなければならない事情があったのでしょうか。

こういう問題意識で、今のメンタル対策を見ると、実はメンタル対策の結果様々な弊害が起きていることの方が多いと言う事がわかってきたのです。日々、精神科の診断書とうつ病と診断された人たちとの面談の結果得られた、結論です。

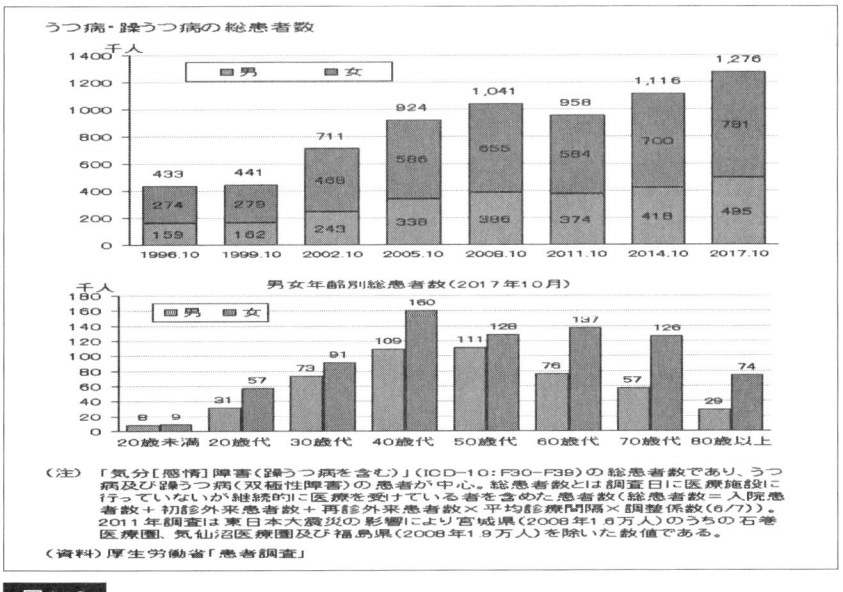

（注）「気分[感情]障害（躁うつ病を含む）」(ICD-10：F30-F39)の総患者数であり、うつ病及び躁うつ病（双極性障害）の患者が中心。総患者数とは調査日に医療施設に行っていないが継続的に医療を受けている者を含めた患者数（総患者数＝入院患者数＋初診外来患者数＋再診外来患者数×平均診療間隔×調整係数(6/7)）。2011年調査は東日本大震災の影響により宮城県（2008年16万人）のうちの石巻医療圏、気仙沼医療圏及び福島県（2008年19万人）を除いた数値である。

（資料）厚生労働省「患者調査」

図1-2

それがどういう意味であるのかという事をときあかしていくのが本書の目的です。

　では、ここで、厚労省のメンタル対策というものがどういうものであるのかということについて具体的に確認していきたいと思います。

　厚労省の現在のメンタルヘルス対策の基礎になっているのは、2006年3月31日に出された、「職場における心の健康づくり〜労働者の心の健康の保持増進のための指針〜」という文書だと思われます。これは、産業医学の最も基本的書籍である、中央労働災害防止協会というところが出している、「労働衛生のしおり」に明記されています。これを以下に引用します。

図1-3

　「平成18年3月31日に、労働安全衛生法第70条の2第一項の規定に基づく、「労働者の心の健康保持増進のための指針」(3,2,(13)参照)が示され、この指針に基づき、各事業所の実態に即した形で、メンタルヘルス対策が積極的に取り組まれることが期待されます。この指針はストレスチェック制度の制定に伴い、平成27年11月30日に改正され、制度の実施方法や活用に関する内容が盛り込まれました。」(労働衛生のしおり令和元年版p77)

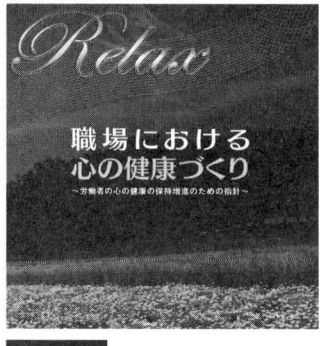

図1-4

引用元：職場における心の健康づくり
https://www.mhlw.go.jp/content/
000527507.pdf

　こんな風に書かれています。つまり、この文書は法律に基づいて、政府が正式に企業に対して、メンタル対策のあるべき姿を示した文書だということがわかります。

　この「労働者の心の健康保持増進のための指針」という文書を下に様々なメンタル対策が実施されるようになっています。

　それでこの文書を詳しく知ることが、厚労省のメンタル対策の根幹を知ることになります。

　少し煩雑になるかもしれませんが、現状を知って貰う意味で、この文書について少し詳しく見ていくことにしたいと思います。

　とは言っても、一つ一つ細かく見ていくのは大変なので、1番のポイントに焦点を当てたいと思います。この文書の1番のポイントは四つのケアを行なっていくべきであるというものです。その事は件の「労働衛生のしおり」の**はじめに**にも明記されています。職場のメンタルヘルス を向上さるためには4つのケアを進めていくことが最も大事であるという事が繰り返し、文書の中には出てきます。また、私達産業医や、保健師がメンタルヘルスについての講習を産業医研修会などで受ける時なども、この4つのケアという事が話の中心となっています。

　ですから、厚労省のメンタル対策がどういうものかということを知る為にはこの4つのケアについて知る必要があるのです。

　4つのケアとは何かと言いますと、【図1-5】に示したようにセルフケア、ラインケア、事業場内資源によるケア、事業除外資源によるケアと定義されています。この四つについてどういうケアをしていったほうが良いと厚労省は言っている

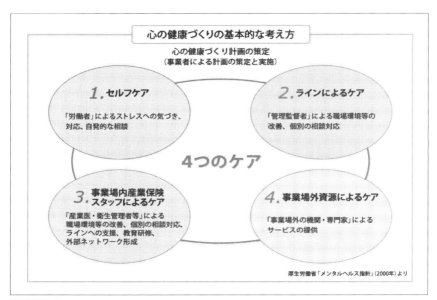

図1-5　引用元：厚労省「メンタルヘルス 指針」

のかという事を見ていきましょう。

　セルフケアとはストレスがたまって、普段と少し違うところがあれば自分で気付きましょう。というようなことです。あまり寝られなかったりとか普段できていた事ができないとか。そういう事があれば早めに気付いて下さい。というような事です。少し、厚労省の文書から引用してみましょう。

　具体的には「心の健康づくりを推進する為には、労働者自身がストレスに気づき、これに対処するための知識、方法を身につけ、それを実施することが重要である。ストレスに気づくためには労働者がストレス要因に対するストレス反応や心の健康について理解するとともに、自らのストレスや心の健康状態について正しく認識できるようにする必要がある。

　この為に事業者は労働者に対して、セルフケアに対する教育研修、情報提供を行い、心の健康に関する理解の普及を図るものとする。」(心の健康づくりP22)

　この文章を読んで皆さんはどう感じられるでしょうか。私の感想はとても単純にかつ簡明に書かれているなということです。しかしふつうに考えてとても、単純かつ簡明すぎるとも思います。心の問題をそんなに簡明な記述で表せるでしょうか。例えば「心の健康作りを推進する。」と書かれています。では、そもそも「心の健康作り」とはなんでしょうか。「心の健康作り」とは「いつも元気で溌剌としているような感じであり続けている事というような事かな」とは少し思いますが、実際に自分の状態を客観的に見ることなんてできません。また正しく理解するとはどういうことでしょうか。確かに何となくわからないではないのですが、実際にはどういう事を言っているのかさっぱり分からないとも言えるのです。気持ちの問題についてあまりにも単純に書きすぎていると私は思います。

　「ストレス反応や心の健康について理解する。」とも書かれています。しかし、そういう事が本当に可能でしょうか。ストレス反応とはなんでしょうか。客観的に評価する尺度を誰ももってはいません。「心の健康について理解する。」とも書かれています。しかし、心の健康とは何かとは誰も明確な言葉で定義できないと思います。未だ科学的には何も解明されているわけではないのです。ある意味哲学的な問題も含まれているのではないでしょうか。そういうことを研究者でもない人が「ストレス反応や心の健康について正しく理解する」事ができるでしょうか。私にはそういう素朴な疑問は残ります。

　でも、さすが厚労省の文書です。そういうことを理解するための方法も書かれています。そういうことを理解する為に、心の健康の教育研修もしっかりしてくださいとも書かれています。その心の健康の教育研修内容を是非知りたいと皆さんも思うのではないでしょうか。私も本当にそういうものがあるのなら、「ストレス反応や心の健康について正しく理解」したいと思います。

　しかし、実際のところはいくら研修を受けても、悩みについてなんて、最先端の研究でも、未だ何も解明されていないのです。そういう事柄について研修を受ければ何かが理解できるかのような印象を与えていること自体実はかなりのミスリードだと私は思います。何故、そういう風に思うのか。この本を読み進めて頂ければ分かって頂けると思います。是非最後まで付き合って下さい。

　次のラインケアについての部分も引用しておきましょう。

　「管理監督者は、部下である労働者の状況を日常的に把握しており、また、個々の職場における具体的なストレス要因を把握し、その改善を図る事ができる立場にあることから、6（2）に掲げる職場環境等の把握と改善、6（3）にかかげる労働者からの相談対応を行うことが必要である。 このため、事業者は、管理監督者に対して、6（1）イに掲げるラインによるケアに関する教育研修、情報提供を行うものとする。」（心の健康づくり P21）

　ここでも、しっかりメンタルヘルスに関する教育研修、情報提供を行ってください。ということです。しかし、どうすれば心が健全に保てるかなんて、科学的には本当はまだなにも解明されてはいないのです。管理監督者はどういう勉強をして正しい情報提供を行う事が出来るでしょうか。そんなに簡単な事なのでしょうか。このあまりにも簡明すぎる記述が、こういう文書を読んでいる時の違和感の源なのかもしれません。

　次は事業場内産業保健スタッフ等によるケアという項目から引用します。4つのケアの3つ目です。

「ア産業医等
　産業医等は、労働者の健康管理等を職務として担う者であるという面から、事

業者の心の健康づくり計画の策定に助言、指導等を行い、これに基づく対策の実施状況を把握する。また、専門的な立場から、セルフケア及びラインによるケアを支援し、教育研修の企画及び実施、情報の収集及び提供、助言及び指導等を行う。就業上の配慮が必要な場合には、事業者に必要な意見を述べる。専門的な相談、対応が必要な事例については、事業場外資源との連絡調整に、専門的な立場から関わる。」(心の健康づくり P22)

　産業医はメンタル教育の企画及び実施。また、事業場外資源との連絡調整に専門的な立場から関わる。というところがポイントだと私は思います。つまり、産業医はメンタルヘルス教育を実施しないといけません。でもメンタルヘルス教育とはなんでしょうか。正しいメンタルヘルスの知識とは何でしょうか。精神科が専門とは限らない産業医にそういうことが出来るでしょうか。どういう事を教育するのでしょうか。私はその教育内容がとても大事なポイントだと思います。その内容については後から詳しく説明しますが、それは精神疾患についての問題です。それについての教育です。しかし、精神疾患について、専門家でもない人がそんなに深く知る必要があるでしょうか。また、精神疾患というものについては、実は色々な捉え方があります。精神疾患というものについては、たった一つの捉え方がある訳ではないのです。精神医学の中でも色々な議論があります。そのうちのたった一つの捉え方を恰もたった一つの科学的真実であるかのように教えるということになっているのではないかと私は危惧しています。そうしてそのたった一つの捉え方というもの自身が実はとても人工的にというか恣意的に作られたのなのではないかと私には思えます。その具体的な中身についてはだんだん明らかにしていきたいと思います。メンタル不調に対する対処の仕方が実はたった一つの科学的方法があるわけでは無いのです。しかし、厚労省が産業医に要請しているのはある一つの考え方を、産業医の役割として、色々な人に啓蒙していきなさいということなのです。私はメンタル対策の講演会の勉強をして行く事によりそういう事実に突き当たったのです。厚労省の主唱するそのたった一つの科学的方法とは何かという事は、この本を読んで頂ければ分かります。そして、そういう問題の立て方が正しいかを問い直すというのがこの本の主要なテーマの一つです。
　もう一つの産業医の役割は事業場外資源との調整連絡に専門的な立場から関

わる。という点です。事業場外資源というのは外部の医療機関です。すなわち、何かがあったら、早めに精神科に紹介する事を産業医は要請されているのです。

　職場でストレスがかかっている人はすなわち病気である。だから早めに受診させましょうという考え方が貫かれているものと思うところです。

　では、4つのケアの4つ目です。
　これも引用します。

　「メンタルヘルスケアを行う上では事業場が抱える問題や求めるサービスに応じて、メンタルヘルスケアに関し専門的な知識を有する各種の事業場外資源の支援を活用することが有効である。
　(中略)
　また、必要に応じて労働者を速やかに事業場外の医療機関及び地域保健機関に紹介するためのネットワークを日頃から形成しておくものとする。」(心の健康づくりP22)

　4つのケア4つ目もここがポイントだと思います。すなわち、事業場外の医療機関とのネットワークです。

　これも具体的な記述があります。心の健康づくり14ページにはとてもはっきりとメンタル対策というものの一番の根幹が載っていると思います。

(4) 事業場外資源を活用した心の健康に関する相談の実施
　心の健康に関する相談体制は以下の通りとする。
ア 管理監督者への相談
　従業員は、心の健康に問題や不調を感じた場合には所属職場の管理監督者に相談することができる。
　管理監督者は、従業員の相談に対応し、必要に応じて産業医、人事労務管理担当者、あるいは当社と契約している「〇〇クリニック」の医師に相談するように勧める。(心の健康づくりP14)

ここで、はっきりと職場の悩みで、ストレスがかかった場合でも、相談を受けた管理監督者は、外部の精神科を受診するように、勧めると明記されています。

　職場のストレスは病気でしょうか。それを治す薬はあるのでしょうか。少し違和感のある厚労省の勧めだと思うのです。厚労省は何故そういう推奨を恰もたった一つの解決策であるかのように文章を作っているのか。そういう疑問は私の中ではだんだん大きくなっていくのです。

　職場でのストレスはすべて精神科に相談しましょうという勧めのようにも見えるのです。

　もう少し、この部分を引用してみましょう。

イ 産業保健スタッフへの相談

　従業員はストレスチェック結果に基づく面接指導のほか、自らの心の健康問題について産業保健スタッフに相談することができる。

　（中略）

　産業医は、当社と契約している「○○クリニック」の医師と相談しながら、従業員本人や管理監督者に対して助言や指示を行う。（心の健康づくりP14-15）

　まるで職場の悩みによるストレスが、クリニックの精神科医に相談すれば何か解決方法があるかのようなイメージで書かれています。職場の悩みを精神科医が解決する方法を提案できるのでしょうか。

　更に、もっとはっきりと外部のクリニックとの連携が書かれている部分があります。

ウ 「○○クリニック」の医師への相談

　従業員及び管理監督者は、当社と契約している「○○クリニック」の医師に相談することができる。相談に当たっては、電話0××-×××-××××で当社社員であることを告げ、相談の予約をすること。1回目の相談は無料であるが、それ以降の相談は有料（保健または自費）となる。「○○クリニック」の医師へ

の相談内容は原則として秘密にされるが、健康管理上の目的のために本人の了解を得た上で、当該管理監督者や産業医などがクリニックの医師から必要な情報を得ることができる。(心の健康づくりP15)

　まるで精神科クリニックのパンフレットのようです。電話番号から、自費、保険診療についてまで詳細に書かれています。これが実は厚労省の正式な文書なのです。企業に、精神科クリニックとの連携を進める文書です。その中に、まるで精神科クリニックのパンフレットの様な文言が踊っているのです。厚労省が精神科クリニックの宣伝活動の一端を担っていることになっていると感じるのは私だけでしょうか。

　更に心の健康づくりの年次目標というところには②として次のようなことが明記されています。

② 健康保険スタッフ及び「○○クリニック」医師による従業員からの相談対応が円滑に行われる体制を整える。

● 管理監督者全員に対して、職場のメンタルヘルスに関する教育、研修を実施する。年間に2回開催し、第一回目は心の健康づくりの方針と計画の内容を徹底して周知する。第2回目は、部下からの相談の対応方法、話の聴き方について研修を実施する。

● 産業保健スタッフ及び「○○クリニック」医師への相談について、従業員向けのパンフレットを作成して配布すると共に、社内報などにより利用方法を周知する。

　職場における心の健康づくりということの趣旨が明確に書かれています。一つは、メンタルヘルス教育をして、メンタルヘルスに対する正しい知識を普及させるということです。

　もう一つは色々なストレスを抱えて悩んでいる人は早めに○○クリニック等を受診させた方がいいですよ。という事です。

　事業場外資源を活用するためにはあらかじめ提携の精神科医をつくっておいた方がいいということも推奨されていると思われます。

更に15ページ一番下には次のように書かれていて、その1番の目標が明記されているのです。

心の健康づくり活動の評価
① 教育研修への管理監督者の参加率を90％以上とする。
② 産業保健スタッフ及び「○○クリニック」医師への早い段階での相談を増やす。（連絡会議を開催し、産業医及び「○○クリニック」医師の面接指導内容の集計等から評価する）。

このように職場の悩みがあった社員はとにかく早めに精神科を受診させることがメンタル対策と言われているものの根幹だということがわかるのです。「○○クリニックへの早い段階への相談を増やす」という言葉にメンタル対策と言われているものの根幹が示されているのです。まるでクリニックへの相談が多ければ多いほど、メンタル対策がしっかりやられているかのような印象をこの文書から受けるのは私だけでしょうか。

ラインによるケアとしての取り組み内容。という見出しで、管理監督者への部下への接し方が具体的に書かれています。いつもと違う部下の把握と対応です。
いつもと違う部下とはどんな場合でしょう。
これもやや煩雑ですが列挙してみましょう。
「いつもと違う」部下の様子
● 遅刻、早退、欠勤が増える
● 休みの連絡がない（無断欠勤がある）
● 残業、休日出勤が不釣り合いに増える
● 仕事の能率が悪くなる。思考力、判断力が低下する。
● 業務の結果がなかなかでてこない
● 報告や相談、職場での会話がなくなる（あるいはその逆）
● 表情に活気がなく、動作にも元気がない（あるいはその逆）
● 不自然な言動が目立つ
● ミスや事故が目立つ

●服装が乱れたり、衣服が不潔であったりする

　「いつもと違う」部下への気付きと対応は、心の健康問題の早期発見、早期対応としてきわめて重要なことです。とこの文書は言っています。しかし少し不明瞭なところもあります。

　例えば上から6つ目と7つ目の○の最後にカッコが付いています。あるいはその逆というのはあんまり意味がわかりません。会話がなくなっても会話が多くなってもどちらでもおかしいと感じないといけないなんてある意味少し乱暴な言い方では無いでしょうか。表情に元気があり過ぎてもなさ過ぎても異常です。と言っているのです。ここの部分は本当はどういうことを言っているのかさっぱりわからないという評価もできるかもしれません。報告、相談、職場での会話が多くなることがどういう問題なんでしょう。表情に活気があり、動作に元気があるのはどう言う問題なのでしょう。なんでもかんでも異常として捉えて下さいと言っているかの様です。しかし、この或いはその逆というのはアメリカ精神医学会の作成した、精神科診断学のマニュアルとされ、今では一部の精神科医の間では聖書扱いされているDSMの書き方を真似しているとも言えます。DSMの中にも、食欲の異常な低下或いは亢進とか睡眠時間が短過ぎるあるいは長すぎるなんて記述が見られます。そういう言い方の真似をしている様に私には見えるのです。

　次のところではこんな一節があります。

　更に部下からの相談への対応とは具体的に何をするかというところです。

●話を聴く（積極的傾聴）
●適切な情報を提供する
●必要に応じて事業場内産業保健スタッフ等や事業場外資源への相談や受診を促すなど

　こんな風に明記されているのです。
　すなわち、少しおかしな行動をする社員がいたら、必要に応じて精神科受診

を促してくださいと明記されているのです。こういう表現が繰り返し繰り返し出てくるのです。適切な情報を提供するというのは職場の悩みでも何でも、悩んでいることはすなわち精神的病気の可能性があるから、クリニックに受診すべきであるという情報です。

　更に最後に私としてはもっとも違和感のある記述があります。心の健康づくりP17から引用します。

(2) 部下からの相談への対応
　です。これで外部のクリニックへの早期の相談と受診を勧めているところです。
　早期受診した結果どういう風にして行くかというところの一節です。
　普通の感覚からすると外部のクリニックに相談した結果、今のストレスは職場の人間関係が原因だから、その人間関係をなんとかする必要がある。その指示に上司は従ってください。とか、長時間労働が原因だから長時間労働をなんとかしてあげてください。とか、彼女に振られたことが原因のようです。もう少し見守ってあげてください。という返事が来るかもしれないと思われます。だからそれに上司が対応する必要があるという文書が来ると通常は考えられると思います。
　ところが、厚労省の文書の(3)はとても予想外のものなのです。
(3) メンタルヘルス不調の部下への職場復帰への支援
　管理監督者が「復職した以上きちんと仕事をしてほしい」と考えることは、気持ちとしては自然です。けれども、数か月にわたって休業していた人に、いきなり発病前と同じ質、量の仕事を期待するのは無理であることも明らかです。復職者は、「職場では自分はどう思われているだろうか」「職場にうまく適応できるだろうか」「病気がまた悪くなるのではないだろうか」など様々な心配をしながら出社しています。

　厚労省の文書では、精神科受診をした結果普通は仕事を休むという前提になっているかのようです。だから、上記のようにいきなり休職した後の復帰の話が出てくるのです。悩みを抱えて、相談を受けて、精神科受診をした人は、普

通は会社を休んで休職しますから、その後のケアもしっかりしてください。という建てつけになっているのです。まるで精神科受診した人全員はうつ病だと診断され、かつ、その治療のため、しかも数ヶ月休むのが前提の組み立てになっているのです。

　こういう組み立ては私には最初に読んだときは凄く、驚いたのでした。

　厚労省の考えているメンタル対策なるものとは、職場の悩みで気分が落ち込んでいるのは精神科的な病気に違いないのだから早期に精神科を受診させる様に持っていくべきであるという強い信念に貫かれている様に見えるのです。そして受診した人は必ず休職という事になるはずだから、その後の事もしっかりやってあげてくださいと書かれています。この精神科受診した人は当然休むはずであるという確信はどこからくるのでしょうか。精神科医が適切に今の心の不調について判断すれば様々な可能性があるはずなのではないでしょうか。しかし、厚労省は様々な可能性については一切言及せずただ、一つの休職する可能性についてにしか言及していないのです。

　このような信念に基づき厚労省は様々な対策を打ち出しているのです。

　その、もっとも根本的な考え方は、4つのケアという考え方です。

　その4つのケアということについて、細かくみてみました。もう一度振り返ってみましょう。

　まず、セルフケアということは個々人で、自分のストレスに気づくということです。そして自分のストレスに気付いたら、上司や、事業場内の保健師や産業医に相談しましょう。ということです。また、上司はいつもと違う部下に気付いたら、それをケアしましょうということです。これがラインケアです。そうして受診を勧めましょうとなっています。また、産業医も事業場外資源すなわち主に外部のクリニックと連携して、問題を解決していきましょう。と書かれています。これが第3のケア、事業場内資源によるケアです。そして精神科外来受診が第4のケア、事業場外資源によるケアなのです。すなわち4つのケアとは、精神的な不調を訴える従業員は出来るだけ早く、精神科受診をさせるべきであるという考え方に貫かれていると考えて良いのではないでしょうか。

　これによって、職場のメンタルの衛生環境はどんどん向上していくことだろうというストーリーになっています。

では、このようなメンタル対策の模範的な例はどういうものなのか、産業医大のホームページに載っているアニメのストーリーから紹介することにしましょう。

　舞台は工場も有するある中小企業であるという設定です。30過ぎの社員が主人公です。その社員はすごく爽やかな真面目な社員として描かれています。

　その社員は真面目に働いていましたが、特に何の原因もわからずに、会社に行けなくなってしまいました。この設定が少し謎なのですが、本当に何の原因もないのかどうかビデオでは全く追求されませんでした。それで、2〜3日休んだ後、会社に来ることができました。

　それで、オーナー社長は彼を心配して面談をするのです。

　「菅原君。大丈夫かね。私が、受けたメンタル研修によると、理由もなく休んでしまうのは心の病気かもしれないということだ。早めに受診した方がいいということだよ。幸いなことにうちの会社も、駅前の、秋川クリニックの先生と契約を結んだところなんだ。うちの社員だと言えばきっちり診てもらえることになっているから、今日の帰りにでも、受診するのがいいと思う。体のことなんだから。早めが肝心という事だよ。」

　「そうなんですか。社長。わかりました。僕も何が原因かわからないのです。では、今日は定時で帰って、秋川クリニックの先生に診てもらうことにします。」

　真面目で爽やかな菅原君はそういう風に答えるのでした。

　秋川クリニックを受診します。みんな親切です。先生は話を聞いてくれます。

　20分くらい聞いてから先生はすごく尤もらしい顔つきで言ったのです。

　「そうですね。描いてもらった心理検査。今までのお話。すべて総合的に判断して、菅原君はかなり重度のうつ病にかかっていることは間違いありません。

　うつ病の治療は十分な休養と薬物療法が第一の方法です。薬はしっかり飲むようにしてくださいね。」

　そういう風に尤もらしく言われたのでした。

　菅原君は先生の言われた通りに休みます。薬も3種類処方されます。抗うつ薬と抗不安薬と睡眠薬です。

　休んで2ヶ月くらいがたちました。天気のいい平日の昼間から、菅原君は奥さんと家の窓から外を見ています。

　早く治ればいいのにね。ふたりでそういう風に言い合うのです。

　心配した社長さんはクリニックの先生のところに、様子を聞きに行きます。しかしクリニックの先生はあってもくれません。受付で門前払いです。なぜならこれは個人情報だからです。如何に上司と言えどもそういう情報は教えてもらうわけにはいかないのです。

　それで、今度は日を改めて、菅原君本人と社長と奥さんの三人でクリニックを訪れます。

　先生はやっと会ってくれて、三人に色々説明してくれます。

　その中の内容はわかりませんがおそらく、菅原君はうつ病にかかっている。うつ病はモノアミンのアンバランスによって起こるのだから、そのバランスを整える薬を飲んでもらっている。

　今は、だんだん良くなっている。

　しかしモノアミンのバランスの異常を補正するために薬はずっと飲まないといけない。

　まあ、あと1ヶ月くらいは様子を見て、秋口くらいには復帰できると思います。

　こういう病気は気長に直さなければいけません。

　おそらく先生はそういう事をおっしゃっているのだと思われます。

　社長も菅原君も奥さんも、よくわかったという顔でクリニックを後にします。

　そうして休み始めた半年後秋口になった頃、菅原君はいよいよ復帰できることになったのです。

　みんなあんまり菅原君を特別扱いしないように。

　朝の朝礼で社長はそう言います。

　30分くらいして菅原君が現れます。すっかり元気になった様子です。

　今日から菅原君が復帰します。うつ病で休んでいましたが、すっかり良くなっています。

　みんなまた、今日から菅原君と一緒に頑張ろう。菅原君何か一言。

　今日から、復帰させて頂くことになった菅原です。早めに精神科の先生に診てもらったので良くなることができました。なんでもそうですが、病気は早期

発見早期治療が一番だと言うことです。今は、うつ病といっても発症メカニズムがわかって、薬で治すことができるようになっているということです。僕は身をもって経験しました。皆さんもストレスがかかっていると感じたら、早めに精神科に行く事をお勧めします。

　こうしてメンタル対策をしっかりやるといい職場ができていくんだなと社長はしみじみ思うというところで、ビデオは終わります。
　メンタル対策の結果こういう風になっていけばとても素晴らしいことは間違いありません。

　メンタル対策の趣旨をもう一度確認しておきます。

　セルフケアでは自分のストレスによる異常に出来るだけ早く気付きましょう。
　ラインケアは部下のちょっとした異常にも早めに気付きましょう。
　事業場内資源によるケア。社員の相談に親身になって相談に乗り必要な場合は事業場外のクリニックの先生に診てもらうようにしましょう。
　事業場外のクリニックはきっちり精神疾患を治療してください。

　こういう話です。もう一つはしっかりメンタル教育をやって下さい。という事です。これは産業医に主に託されている事です。
　メンタル疾患についての正しい知識を教育するのも産業医の非常に重要な役割なのです。

　私は企業のメンタル対策の最前線にいる産業医です。ですので、こういう4つのケアを誠実にしっかり行った結果どういう風なことが起こっているかという例をたくさん知っています。
　また、社員や管理職向けのメンタルヘルス講演会も毎年のように何度も色々な会社で行なっています。従って、メンタル対策教育の内容も熟知しています。

　厚労省がこういうメンタル対策を始めてからもう20年近くになります。
　四つのケアを推奨する文書が出されてから10年以上、15年近くの歳月が流れ

ています。

　そろそろそのアウトプットについて検証すべき時期ではないかと思います。

　次の章では、4つのケアに誠実に取り組んだ結果、どういう風な事が起こっているかという具体例について、例をいくつか挙げていきたいと思います。

「メンタル対策」を十分に行った結果
何が起こっているのか

「メンタル対策」を十分に行った結果
何が起こっているのか

　前章では、厚労省のメンタル対策の概要を説明しました。4つのケアと労働衛生教育としてのメンタル対策の知識の伝授。これが産業医に要請されていることです。

　では、そういう対策を10年以上やり続けた結果、どういうことが起こっているかという事について、具体例を挙げていきたいと思います。

　まず、最初の方の話から始めましょう。

　この方は43歳男性の方です。今はその年齢ですが、彼の学生時代からの話を書いていきましょう。

　子供の頃から裕福な都心の不動産業の家庭で育ちました。小さい頃から成績はあまり良くなくて、大学に行けるような成績ではなかったという事です。ただ、車がとても好きで、高校を卒業してから、自動車修理の専門学校に入りました。車のことがとても好きだったので、専門学校時代はとても生き生きと学校に行っていたと言う事です。

　卒業して、就職するとき、就職氷河期時代で、なかなか常勤の勤め先を見つけることはできませんでした。

　しかし、彼には自動車修理という手に職があったので、フリーターとして色々なところで働くことが出来ました。ある時はニッサン、ある時はマツダ、ある時はいすゞ、そういう風にして暮らすことができました。実家に住んでいるし別に経済的に困ることもなかったのです。

　でも、そこのお父さんはとても昔気質に厳格な方でした。そんなフリーターなんてことはやめて早く常勤の職場に出るようにしなさいといつも息子に言っていたのです。

　年齢が30歳を過ぎてから、そういうお父さんの願いが叶って、K自動車という会社に常勤で入ることが出来ました。K自動車は、関東一円に工場を持っていて、A君はそこに入社することが出来たのです。

　そこでの五年間はA君にとって人生で一番充実した時でした。

　新宿の自宅から、品川の工場まで、通勤時間は30分ほどだったし、朝から、7

時に起きて夜12時前に寝るという規則正しいリズムでしっかり働けていました。休みの日は新しくできた彼女と一緒にデートしたりできるようになりました。ソロソロ結婚を考えてもいいとも思っていました。

そういうA君にとても大きな転機が訪れる事になったのです。A君の務めていた、K自動車は世界的大企業であるT社に合併されたのです。

それは、A君にとっては別にどうという事でもなかったのですが、会社から、とても大きな命令を言い渡されたのです。

A君。今度当社がT社と合併した事は知っていると思うんだが、T社からの話でA君を静岡の工場が欲しがっているという話なんだ。君の能力を今まで以上に発揮できるいい機会だと思う。来月から、静岡に転勤するよう辞令が出たから、今日は来てもらったんだ。おめでとう。これからも頑張ってやってくれたまえ。

人事課長に呼び出されたA君はそういう風に突然言われたのでした。

会社の命令ですから勿論断ることはできません。

翌月、彼は静岡に引っ越す事になったのです。

東京から出たことの無い彼にとって静岡で一人暮らしを始めること自体、大変でした。

それだけではなく、新しい職場は何から何まで今までとやり方が違ったのです。

それで、静岡に転勤してから2か月くらいでA君は仕事に行きたく無いと思ったのです。

有ろう事か、ゴールデンウイークあけの月曜日彼は無断欠勤してしまいました。

無断欠勤した日の夕方、会社から電話がかかってきました。

A君は元気なく電話に出ました。

そして翌日、上司が来てくれたのです。

上司は心配して来てくれました。そして、すぐに

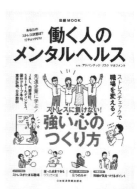

図2-1

日経ムック「働く人のメンタルヘルス」2017

精神科のクリニックに行く様勧めてくれたのです。

　うちの会社は産業医体制がしっかりしているので君みたいな場合でもすぐに対応できる様になっている。そもそも、無断欠勤というのは最も早く気付かないといけない部下の変化である。

　私もしっかりメンタル対策の研修を受けているからそういう事がわかるのである。

　まずは産業医の先生と面談して下さい。

　今週の金曜日の2時から日程は抑えてもらったから、必ずくる様にしてくれたまえ。

　無断欠勤してしまったのは月曜日。

　その週も会社に行く事ができず、金曜日の午後2時に何とか、会社の診療所に行く事ができたのです。

　小林先生というのが産業医の先生の名前でした。

　「無断欠勤というのは良くない事だね。月曜からずっと休んでいるという事ですね。それは、既に重度のうつ病にかかっている可能性が高いです。うつ病は早期発見早期治療が一番です。今日は早速紹介状を書きますから、明日にでも当社と提携しているクリニックを受診して下さい。」

　K先生はあまり事情も聞かずに、そう言うのでした。周りはみんな自分のことを病人としてみている様な感じでした。

　会社に行ったのにまるで病院から帰るときの様な気分にA君はなったのです。

　紹介状をもらって、A君は会社の正門を出たのでした。

　翌日A君は心の虹クリニックというクリニックを受診しました。担当の先生は、谷口先生という女医さんでした。

　谷口先生は30分くらい話を聞いてくれました。静岡に急に転勤になったこと。仕事のやり方が今までと全く違う事に戸惑っている事。自分は車が好きなので全体を見渡せる様な仕事をしたいのに、個々の小さな部品だけを交換する

様な仕事ばかりやらされるのは辛い事などを色々話したのでした。女医さんは頷きながら聞いてくれましたが、そういう要因は兎も角としてあなたは重症のうつ病にかかっているのよと診断を下したのでした。

　うつ病にかかっている以上薬をしっかり飲まなければなりません。谷口先生はそう断定しました。そうして、抗うつ薬と抗不安薬と睡眠薬を処方してくれたのです。

　赤山君は薬を飲み始めました。飲み始めてすぐに吐き気が出ました。飲んでいるとだんだんめまいがしてくる感じがしました。一週間後その事を先生に言いました。

　先生は薬が効き始めるのは最低二週間かかるから、もう少し飲む様に言われました。

　赤山君はとても根が真面目なので、言われた通り飲み続けました。

　飲んでから1ヶ月目。赤山君の落ち込んだ気分はなくなったのかどうかわかりません。

　しかし、薬を飲まないと不安でしょうがない様な気分になってきました。薬が無いと眠れないという状態になってきました。

　3ヶ月後に父親が面会に来ました。父親は赤山君が以前と違った人間になってしまった様に感じました。どこがどうというわけではなかったのですが。

　そうして、半年後。赤山君は未だ回復できずに自宅療養しています。

　一人で自宅から父親へのメールが来たのです。

　俺がこんな病気になったのは母親のせいである。悪魔の様な母親に育てられたからこんな病気になったのだ。そんな母親には二度と会うこともないだろう。もう東京の家に帰ることもないだろう。そういう風なメールを父親が受けとる事になったのです。

　薬を飲み始めて一年が経ちました。会社には未だ復職できません。手の震え、めまい、便秘、身体的な色々な症状が起こってきます。谷口先生はうつ病というものはそういう症状が出てくる事があるのよと言って薬を増やしてくれたのでした。

　母親への怨みはますます募っていきます。悪魔の様な母親のおかげで俺はこんな様になったのだと、いつもいつも言うようになってしまいました。

それから5年の月日が流れています。

　赤山君は、静岡のアパートで一人暮らしをし、仕事もせずに、汚い部屋で、母親への怨みのメールを毎日書き続けているのです。

　勿論、もう会社は退職しています。

　赤山君にとってメンタル対策の早期発見早期治療の結果として、会社は退職し、家族とは疎遠となり、彼女とも別れ、体には震えとめまいと、便秘が残っているのです。

　心の虹クリニックの谷口先生のところには今もお世話になっています。

　谷口先生は心から、赤山さんは難治性のうつ病にかかってしまって、本当にかわいそうですね。と同情してくれます。そして、薬をどんどん増やしてくれるのです。

　最初の3種に、向精神薬、気分安定剤、便秘の薬、手の震えの薬、睡眠薬もう2種類。

　赤山君は難治性うつ病の症例として、学会報告されたりしているのです。

　これがメンタル対策の結果どう言う事が起こっているかと言う事についてみなさんに知っていただくために出す第一の例です。

　みなさんはこう言う例をどう思われるでしょうか。

　静岡でのはじめての一人暮らし。自動車修理のやり方の根本的な違い。

　そんな事で悩むことは当たり前ではないでしょうか。そう言うことで不眠になり時に会社を無断欠勤してしまう様なことも誰にでも起こりうる事ではないでしょうか。

　そう言うことを病気として取り扱っても問題が解決するでしょうか。

　この例は赤山君の具体的な周りの問題を全く無視して、あらゆる症状はすべてうつ病の所為だと断じ、ついには赤山君からすべてを奪い取ってしまったと言えないでしょうか。

　もし、メンタル対策などと言うものが行き渡っていなかったら、赤山君はだんだん仕事や一人暮らしにも慣れて、今頃は、彼女を静岡に呼んで結婚していたかもしれません。休日には家族三人で出かける様になり、おじいちゃんとお婆ちゃんになった赤山君の両親もとても幸せを感じたのかもしれないのです。

しかしメンタル対策という名の精神科早期受診鑑賞運動は彼からそういう可能性をすべて奪ってしまったと言えると言う解釈も出来るのです。

私は単なる人生の悩みを病気だと解釈して対応すること自体が間違っていることの強い証拠だと考えます。

第2例めは43歳の女性の方です。

彼女はある大企業の診療所に勤める保健師です。彼女には介護しないといけない父親がいます。それで、そこの企業の勤務時間に縛られないためにパート勤務という事になっています。上司は35歳の女性の保健師です。同様の職種なので、最初はうまくいっていたのですが、高山さんがすぐに休暇を取ったりするのでだんだんうまくいかなくなりました。

そのことを産業医に相談すると出来るだけ早めに精神科に受診する様に言われたのです。

精神科に行くと問診されました。

寝つきはどうですか。睡眠は取れていますか。落ち込んだ気分になっていませんか。

高山さんは寝つきは悪いし睡眠は取れていないし落ち込んだ気分になっていると答えたのです。

そうすると精神科の先生はやはり高山さんを重症のうつ病だと診断してすぐに会社を休む様に診断書を出してくれたのです。

薬も3種類出されました。

高山さんは別に病気の自覚もないし、すぐにでも復帰できると思っていました。

しかし半年経ってもなかなか復帰できません。

精神科の先生は、慌てて復帰しては碌なことは起こりません。うつ病は気長に治療していくものですというばかりです。

この例もどう思われるでしょうか。少し、職場の年下の上司とそりが合わなかったというだけの話です。そうであればそこのところをどういう風に改善するかという事が最も考えないといけない点だと思うのですが、そういう発想は今の精神科外来では全く無いのです。

この例もメンタル対策のおかげで、全く病気でもなんでも無い人が、無理やり休まされているという風にも解釈できるのです。

　勿論精神科の科学的立場から、そういう私の解釈が笑止千万という事であるなら、素人の浅はかな感想だと言えるのでしょうが、うつ病の客観的基準というものが残念ながら存在しないということを見れば精神医学の科学性をどこに求めるべきなのか非常に困難な問題だと思うのです。

　さて、3つ目の例を挙げましょう。
　46歳の男性の方です。社風が合わない事が原因で、会社に着たくなくなった時期が10年前にあったという事です。それで不眠ということを上司にいうと上司から産業医面談を勧められました。産業医は親切に紹介状を書いてくれました。
　精神科医は直ちにこの男性をうつ病だと診断し、薬を出してくれるとともに、休職が必要との診断書を出してくれました。
　その結果9ヶ月休む事になりました。
　しかし、その後、気分は回復し、現在はふつうに働く事が出来ています。
　しかし、薬はずっと出されています。薬の名前はリスパダール。本来、統合失調症の薬です。この薬を症状が回復した後も10年以上も飲んでいるのです。
　現在は不眠などの症状はないのですが、なぜかとても大きな声でしゃべる用になっています。
　しかし、精神科医は薬を変えることもなくやめることもなく、10年以上も同じ薬を出し続けています。

　薬の処方権は医師にあるのだからそれに基づいて部外者は何も言えないのでしょうか。しかし、素朴に考えて、なんの症状もないのに、どうして、統合失調症の薬を10年以上も飲み続けないといけないのでしょうか。その科学的根拠はなんでしょうか。そういう素朴な素人の疑問に専門の精神科の先生に是非答えて頂きたいと思うのです。

　私がここに挙げた3つの例は特別に極端な例ではありません。仕事の悩みで

もなんでも原因は問わずにうつ病だという風に診断される例は枚挙に遑があり
ません。それどころかほとんどすべてのうつ病や適応障害という診断は単なる
人生の悩みに過ぎないものであると言っても過言ではないと私は思っているく
らいです。

　今の、精神科の診断学で実際におこなわれている事はどんな悩みであろうと
悩みであればすべてなにかの病気なのです。どんな不眠であろうと不眠であれ
ばなにかの病気として捉えるというのが精神科診断学の根幹になっています。

　原因を全く問わないのです。

　しかし医者としてふつうに考えるとあるいはひとりの市民として普通に考え
ても、原因を問わずに症状だけで病気を決めつけるというのはとても非科学的
な事ではないかと思えるのです。虚心坦懐に普通に考えれば多くの人もこの考
えに同意していただけると思います

　私は外部から見て、精神科の診断の仕方を批判しているのではありません。精
神科の診断の仕方は原因を問わないという哲学が貫徹しているということを指
摘しているだけです。そしてそういうやり方は科学的なやり方なのかと素朴な
疑問を提起しているだけなのです。

　原因を問わずに病気を診断するというやり方は精神科医の世界だけではあり
ません。産業医の教科書にも精神的不調の原因は問う必要はない。或いは問う
べきではないと書かれているのです。

　産業医の教科書として、最も信頼の置ける本であ
る「産業医ガイド」という本があります。日本医事
新報社という出版社から出ています。その本のメン
タル対策の項目に具体的なエピソードがでてきま
す。ある社員が会社に来なくなった。調べてみると、
海外出張から帰ったばかりで、急に色々な業務が集
中して煮詰まってしまった状況で不眠となり、その
後会社に来られなくなったという事である。そうい
う風にその本には書かれています。そうすると産業

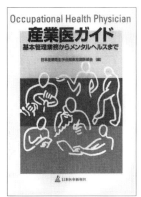

図2-2　日本医事新報社

医とるべき対策として、まずは、そういう業務の集中を改善すべきであると書いているかと思うのですが、そのに本はそういう事は書かれていないのです。その本には、それはともかくとして、と書かれています。それはともかくとして、まずはうつ病の治療を始めるべきであると書かれているのです。

その部分を産業医ガイドという本から具体的に引用してみます。

「上司は、この3ヶ月間、Aの仕事が滞っていたので、良かれと思って仕事をへらしたり外部折衝から外したりしたことを話し、今までとは違う仕事振りにAの健康を心配したのだと伝えた。

Aは最初、体調は全く問題ない、自分の頭がおかしいとおもっているのか、とやや厳しい態度を示した。そこで産業医が仕事の滞りや体重減少を指摘し、原因がなんであるかにかかわらず、現在思考力低下や疲れやすさがあるのでは、と話した。

するとAは「実は仕事以外でも色々なことが気になって頭が満杯状態である、そのために頭が回らず仕事どころではない。頭がくたくたなのに眠れない。」と話した。

そのため産業医は、仕事内容の見直しや働き方の相談をする前に、一度今の「頭がくたくたになっている状態」を神経の専門医に診察してもらうことを提案した。

産業医の作成した紹介状を持参してAが総合病院の精神科を受診すると、神経の衰弱が強いので薬物療法と自宅療養を勧められたとのことで、その病院で診断書が発行され、直ちに休業に入った。」(産業医ガイドP296)

この文章のポイントは「仕事内容の見直しや働き方の相談をする前に」というところです。原因がなんであるか問わずに兎に角精神科を受診させることが産業医の役割だと言っているのです。

また、神経の衰弱が強いなんて書かれていますが、神経の衰弱なんてとても古い精神科の用語が未だに使われている事に少し驚くのです。そして、その神経の衰弱を改善する薬とは何なのだろうと、外部から精神科治療を観察しているものとしては逆にすごく興味があります。神経衰弱という概念も今は使われていないはずだしそういう事を治療する薬というものもどういう薬であるか寡

聞にして知りません。そういう薬があれば私も欲しいくらいです。

　このように、産業精神医学の根本的な考え方として、原因は何であれ、落ち込みや気分の不調や不眠があれば兎に角精神科を受診させなさいという考え方があるのです。そして、精神科外来では兎に角、落ち込みや不眠があればそれは病気なのです。病気であれば薬が必要です。症状に合わせて薬はどんどん増え続けいつまでも飲み続ける事になるのです。

　この結果、そういう症状が治り、多くの人が症状も無くなって復職出来るなら、この考え方をドンドン進めるべきだと思います。

　しかし、実際は、症状は無くなるかもしれないが、そういう例は極一部で、殆どの人は症状は変わらないし、副作用と思われるような新たな症状も出現するし、復職できてもいつまでもうつ病患者としての人生を歩まなくてはいけない事になってしまうのです。
　こういう状態が本当に公衆衛生を向上させていると言えるでしょうか。
　私は、単なる人生の悩みをすべて病気だと断定して、治療を称して、薬を処方し続ける事は、本当の公衆衛生の向上に資することにはなっていないと強く思います。

　人生の悩みは誰にでもあるものです。人生の悩みは病気ではありません。人生の悩みを治す薬もありません。しかし、人生の悩みで落ち込んでいてもそれをうつ病だと診断されるとすると、本当に問題は解決するでしょうか。
　今のメンタル対策の基本的な考え方は人生の悩みでもなんでもうつ病にしてしまうという事にあると書きました。何故、そんなことになってしまっているのでしょうか。人生の悩みすなわちそれはうつ病であると言う短絡的な考え方は誰が言い始めたことなのでしょうか。そう言うことを調べていくうちに厚労省自身がそういう考え方を推奨している文書があることを知りました。
　既に厚労省がそうするように指導しているのです。
　その、文書にはこういう風に書かれています。

職場における心の健康づくりという文書の中には次のような表が出されているのです。

自殺の「危機経路」－リスクの連鎖

〇自殺はその多くが追い込まれた末の死である

【無職者（就業経験あり）】　（「→」＝連鎖、「＋」＝併発）
① 失業→生活苦→多重債務→うつ病→自殺
② 連帯保証債務→倒産→離婚の悩み＋将来生活への不安→自殺
③ 犯罪被害（性的暴行など）→精神疾患→失業＋失恋→自殺

【被雇用者】
① 配置転換→過労＋職場の人間関係→うつ病→自殺
② 昇進→過労→仕事の失敗→職場の人間関係→自殺
③ 職場のいじめ→うつ病→自殺

【自営業者】
① 事業不振→生活苦→多重債務→うつ病→自殺
② 介護疲れ→事業不振→過労→身体疾患＋うつ病→自殺
③ 解雇→再就職失敗→やむを得ず起業→事業不振→多重債務→生活苦→自殺

【無職者（就業経験なし）】
① 子育ての悩み→夫婦間の不和→うつ病→自殺
② ＤＶ→うつ病＋離婚の悩み→生活苦→多重債務→自殺
③ 身体疾患＋家族の死→将来生活への不安→自殺

【学生】
① いじめ→学業不振＋学内の人間関係（教師と）→進路の悩み→自殺
② 親子間の不和→ひきこもり→うつ病→将来生活への不安→自殺

NPO法人ライフリンク「自殺実態1,000人調査」

2018.06.09福祉フォーラム・ジャパン第9回通常総会 記念講演　人口減少と社会保障－「全世代型」社会保障を考える－　山崎史郎氏

「平成30年度　地域包括診療加算・地位包括診療料に係る　かかりつけ医研修会」 6、健康相談_新田國夫

図表13

図2-3　引用元：NPO法人ライフリンク「自殺実態1,000人調査」

【無職者（就業経験あり）】

1 失業→生活苦→多重債務→うつ病→自殺

2 連帯保証債務→倒産→離婚の悩み＋将来生活への不安→自殺

3 犯罪被害（性的暴行など）→精神疾患→失業＋失恋→自殺

【被雇用者】

1 配置転換→過労＋職場の人間関係→うつ病→自殺

2 昇進→過労→仕事の失敗→職場の人間関係→自殺

3 職場のいじめ→うつ病→自殺

【自営者】

1 事業不振→生活苦→多重債務→うつ病→自殺

2 介護疲れ→事業不振→過労→身体疾患＋うつ病→自殺

3 解雇→再就職失敗→やむを得ず起業→事業不振→多重債務→生活苦→自殺

【無職者（就業経験なし）】

　1　子育ての悩み→夫婦間の不和→うつ病→自殺

　2　DV→うつ病＋離婚の悩み→生活苦→多重債務→自殺

　3　身体疾患＋家族の死→将来生活への不安→自殺

【学生】

　1　いじめ→学業不振＋学内の人間関係（教師と）→進路の悩み→自殺

　2　親子間の不和→ひきこもり→うつ病→将来生活への不安→自殺

　【図2-3】の表をみてください。多重債務、事業失敗、子育ての悩み、家庭内暴力、介護疲れ、これらが原因でうつ病になるとしっかりと矢印で明示されています。

　しかし、多重債務や事業失敗や、子育ての悩みや家庭内暴食や介護疲れで落ち込むことがある人は当然多くいるでしょうがそれを病気として捉えて、そういう悩みを解決することができるでしょうか。

　予めこういう悩みのある人に自殺しないように抗うつ薬を飲ましておけば問題は解決するのでしょうか。

　実際は問題は何も解決しないのです。

　そういう悩みに陥っている人に十分なケアをする事はとても大事かもしれません。しかし、そういう人たちを十把一絡げにうつ病だと断じ、薬を処方し続けてもなんの問題の解決にもなっていかないのではないでしょうか。

　そこで、厚労省までもが何故、人生のなやみと病気とを区別しないでいいというようなことを主張するようになってしまったのかその背景にあるうつ病というものの捉え方についての歴史を振り返ってみる必要があります。

　次章ではうつ病概念の歴史というものをもう一度振り返ってみたいと思うのです。

うつ病概念の変遷

うつ病概念の変遷

　厚労省が推奨するメンタル対策というところに載っているうつ病という概念はとても簡明な記述で載っています。人生のすべての悩みがうつ病につながるというふうに矢印で示されています。ではうつ病とはそんなに簡単に誰でもなる物なのでしょうか。普通の人生の悩みとうつ病はどこで区別できるのでしょうか。そういう事は全く閑却されて、人生の悩みがすべてうつ病につながるというのが厚労省のメンタル対策の根幹にある考え方だと思われます。

　でも私が、色々勉強したところではうつ病概念というものはそんなに単純に捉えられるものではないという意見も多いということです。

　ですので、現在の厚労省のメンタル対策の中でのうつ病という概念と、今の学会の最先端の研究成果としてのうつ病概念が一致するのかどうかという点が非常に大事な問題になると考えられます。

　そこで、現在の最先端のうつ病というものの概念がどの辺りにあるかということについて、二冊の本から引用させて頂きたいと思います。

　それらの本はうつ病概念の到達点の考え方をしてしていると言っても過言ではないと思うのです。

　うつ病概念の到達点といっても素人の私にそんなことがわかるはずもありません。そこで精神科の専門の先生方に、その到達点について語ってもらう事にしたいと思います。

　「うつの舞台」という本と「うつの構造」という二冊の本から、うつ病概念の到達点について語ってもらう事にしましょう。

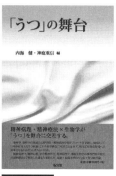

図3-1
「うつ」の舞台（2018 弘文堂）
精神病理・精神療法×生物学が「うつ」を舞台に交差する。

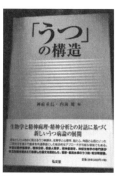

図3-2
「うつ」の構造（2011 弘文堂）
生物学と精神病理・精神分析との対話を基礎に展開される新しいうつ病論

この二冊の本はどういう本であるのか出版社の紹介文を引用させていただきます。

うつの構造

　神経科学、ゲノム科学の発展と心理学的・精神病理学的アプローチが交錯し、うつ病臨床は混沌とした状況を呈しています。それを単純な二項対立とはせず、相互に有効な知見へと昇華させるにはどうしたらよいのでしょうか。

　本書は、精神病理学、精神療法、社会精神医学、神経科学の専門家がそれぞれ最新の研究を持ち寄り、ワークショップで相互に討議を重ね、その成果を踏まえて執筆した書き下ろし論文集です。

　もう一冊の方の紹介文も引用させて頂きます。

うつの舞台

　精神薬理学、脳科学の発展と心理学的・精神病理学的アプローチとが交錯して、現在のうつ病臨床は混沌とした状況を呈していますが、実はうつ病は、生物学と心理学、脳と心、内因と心因といった二項対立が先鋭なものとならず、むしろ臨床を共通基盤として総合的なアプローチが可能な領域でもあるのです。

　本書は、精神病理学、精神分析、医療人類学、精神薬理学、神経生物学の専門家がそれぞれの最新の知見を披瀝するワークショップで相互に討議を重ね、その成果を踏まえて執筆した論文を集約した最新・最高水準のうつ病・気分障害論です。

　このようにこの二冊の本はうつ病の様々な専門家の先生が討議を重ねた論文を集約した、最新、最高水準のうつ病の本なのです。

　弘文堂は「甘えの構造」以来精神科の書籍出版の伝統がある出版社です。

　その中から引用させて頂きます。片言隻句を捉えるのではなく、最も根本的にうつ病とは何かという点が書かれているところを引用します。探していくと次の様な記述に逢着するのです。

　「最初に述べたように、日本語医学用語のうつ病という用語が一体なにを意味するかについては、今や専門家同士の間ですら、共通認識が失われていると考

えたほうがよい。それゆえ、もし、うつの構造とはであるとか、うつ病とは何かを議論するときにはまず真っ先にあなたが使ううつ病という言葉を指し示す病態は、これらのうちのどれに近いですかと互いに確かめ合っておかねばならない。」

（うつの舞台 弘文堂 2018 P166～167）豊嶋良一

もう一人精神病理学の大家の先生は次の様に仰っています。

「我々が今日までうつ病と呼んできた概念は、疾患単位であることが証明されたことは一度もない。どの時代においても、提唱されたうつ病は類型概念にとどまっている。うつ病に限らず、ある類型概念が疾患単位であるかどうかという議論は、身体的な原因が見つからない限り結論は出ないものである。類型概念の価値は、それが疾患単位であるかどうかではなく、適用される、目的、状況、あるいは使う人にとって役に立つかどうかにかかっている。」

（うつの構造 弘文堂 2011 P99）古茶大樹

このようにうつ病という概念は専門家の間でもどういう概念であるか、はっきりとした定義はないのです。うつ病の最高の研究者が討論した結果そういう事を述べているのです。

それは歴史上一度もなく単なる類型概念に過ぎないとも書かれています。理念型といってもいいのかもしれません。

しかし、厚労省の文書では恰もうつ病という概念がとても、明確な形であるかのような装いで書かれているのです。この最高のうつ病の専門家の意見と厚労省の考えるうつの概念との間にとても大きな乖離を感じてしまうのは私だけでしょうか。

もう一つだけ「うつの構造」という本から引用します。

日本におけるうつ病に関する医療人類学の第一人者とも言える方が書かれている文章です。うつ病と診断された看護師さんについて症例の一つとして書かれています。

　「例えば38歳の看護師は仕事が超多忙だった時期に、エネルギーが枯渇した状態になって、近所の内科でうつ病の診断を受けた。しかし数か月で復帰する予定が、一年後には治療開始時よりももっと酷い状態に陥っていたという。うつ病は薬で治ると当初気軽に語っていた医師も、彼女の回復の遅さに業を煮やした（と彼女にはかんじられた）せいかあなたはうつ病ではなく神経症だ　と見放した。その後も薬が増量されるにしたがって悪化する副作用に苦しみ、アパートにひきこもる日々が続き一時は社会復帰できるとは到底思えなかったという。

　やがて精神科を訪れ、処方薬を整理することで彼女は復職できるというところまで回復したのだが、振り返ってみると、当時抱えていた、いろいろな問題をうつ病に集約し、薬で治そうとしていたことに無理があったのだという。今となると、果たして、自分がうつ病だったのかどうかさえ、定かでなはいと彼女は語った。」

（うつの構造 弘文堂 2011）北中淳子

　この状態は正に、私が第2章の冒頭で挙げた方にそっくりではないでしょうか。症状だけで、うつ病だと診断し薬で治るからと安易に薬を処方し、よくならなければどんどん薬を増やしていく。その結果副作用に苦しむ事になる。全く同じ状態を医療人類学の日本の第一人者である北中先生が書かれているのです。簡単にうつ病は治る病気だという厚労省がメンタル対策で主張しているうつ病概念というものが実は真実ではないということがはっきりとわかる様な例ではないかと思います。そうして産業医業務の中でメンタル疾患とされている人と日々、面談している私からすると、職場の悩みを自動的にうつ病などと断じるやり方で解決する問題は一つもないと言ってもいいと思うくらいです。

　最高のうつ病の専門家が集まって討論した結果著された書物にはうつ病概念というものははっきりしたものではないと言っています。一方で、厚労省のメンタル対策に出てくるうつ病概念はとてもわかりやすく簡明な概念として表わされています。「うつは心のかぜ」なのですから。とても簡単に治る誰でもなる病気なのです。

　一体どちらが本当の事を言っているのでしょうか。

厚労省のいううつ病概念が正しくて専門の先生たちの討論は曲学阿世の徒と非難されるべき話なのでしょうか。

　こういう疑問を明らかにする為には
　うつ病とは何かという事の歴史をもう一度振り返ることが今とても重要な事なのだと思われます。

　うつ病という病気はいつ頃から存在する様になったのでしょう。ずっと昔からそういう病気はあったのでしょうか。そういう事を調べてみました。すると驚くべき事実が明らかとなったのです。
　うつ病という病気は日本では20世紀の終わりまではほとんど存在しない病気だったのです。
　うつ病ではなく躁鬱病という概念があっただけなのです。

　1975年に弘文堂から出版された精神医学辞典のうつ病の項目には次のような今から見ると驚くべき説明があるのです。

うつ病

　抑うつ、制止などの一定症状からなる情動性精神障害であるが、疾病学的には一つの疾患単位をなすものではない。

　と書かれています。一つの疾患単位をなすものではないという認識だったのです。これは1975年の話です。
　それから25年くらいでどうやって、うつ病という概念がこんなにも普通に使われるようになったのでしょう。

　それには、うつ病というものへの根本的認識が変わったということがあると思われます。
　では、いつ、どこで、どのように変わったのでしょうか。或いは誰かが意図的にうつ病というものの概念を変えたのでしょうか。

　20世紀の終わり頃までは正常と異常を区別しないといけないという事が精神科の専門家の間でも当然の認識としてあったものと思われます。単なる人生の悩みで、精神科に行って解決してもらおうという人はほとんどいなかったと思われます。

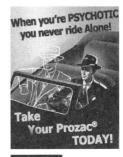

図3-3

引用元：https://me.me/i/
when-youre-psychotic-
you-never-ride-alone-take-
your-prozac®-3730188

　しかし、ある事を契機にその情勢は一変します。日本で起こったことではありません。アメリカで起こったことです。

　それは、1980年代にプロザックという薬が発売されたという事実です。この薬はSSRIというタイプの薬に分類されます。

　この薬はアメリカでは爆発的に売れたのです。この薬の発売はプロザック革命と呼ばれるほど人々の意識を変えたのです。

　その理由はいくつかあるでしょう。まず、作用機序が科学的でありそうであるということです。うつ病の原因は科学的に解明されたのだ。その科学的根拠に基づいて開発されたのが、プロザックという薬であるという製薬会社の宣伝文句がとても有効だったのです。

　SSRIの作用機序と言われているものを簡単に説明すれば次のようになります。気持ちの落ち込みすなわちうつ病というものはセロトニンの不足により起こるものである。このセロトニンは脳脊髄液の中にある一定濃度を保って存在しているのだが、その濃度がなんらかの原因で低下すると鬱状態が起こるのである。この低下を抑えるために、セロトニンの細胞内への取り込みをブロックする事が必要である。セロトニンの細胞内への取り込みを抑制する薬がSSRIと呼ばれる薬なのである。

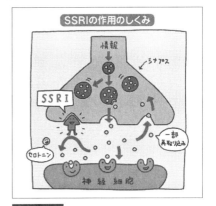

図3-4

引用元：http://utu.bent.jp/kusu/sayo.html

こういう理論です。しかし、この理論は仮説に過ぎません。未だ一人として、セロトニンの脳内の濃度を測定された人は居ません。製薬会社の宣伝文句、キャッチフレーズに過ぎないのです。

　三環系抗うつ薬はセロトニン濃度を下げるのです。三環系抗うつ薬を改良してできたスタブロンという薬はセロトニンを下げ、強い抗鬱作用があるのです。

　では製薬会社のキャッチフレーズとして登場したのに今では科学的真理の様なものとして多くの精神科医が主張している
　モノアミン仮説の沿革について少し辿っておくことにしたいと思います。

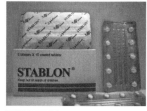

図3-5

引用元：https://om.rosheta.com/en/10790/stablon

　1960年代にハーバード大学の精神科医のJoseph Schildkrautがうつ病の発症機序としてモノアミン仮説につながる説を提唱しました。
　まず、シュルツクラウトは、うつ病はドーパミン、ノルアドレナリン、エピネプリン、セロトニンのバランスの異常で発症するのではないかと考えたのです。
　この説は10年くらいの間に徐々に受け入れられるようになりました。
　1972年スェーデンの研究者で当時ノーベル賞を受賞した、Arvid Carlsonはアストラ社と協働して、最初のSSRI zimelidineという薬を開発したのです。
　この薬を抗うつ薬として売り出しました。
　この薬はしかし投薬した患者にインフルエンザのような症状が起こったりギランバレー症候群になる人も出てきたのです。

　この様な副作用が出るのもある意味当然の事なのです。何故ならセロトニンという物質は広く生物界に分布しているのです。鳥にもトカゲにも昆虫にも軟体動物にもミミズにもセロトニンは存在するのです。
　セロトニンは地球上で最も古いモノアミンの一つなのです。
　広く生物界に広がっているだけではなく人間の体の中でも、睡眠や、食欲や、

痛みの感じ方や感覚の統合や様々の事に関与しているのです。

こういう身体中に広く分布しているセロソニンを脳の中のセロトニンだけを特異的に調節する事など実際はできないのです。SSRIは特異的と銘打ってはいますが本当に特異的なのではなく全身のセロトニンに影響を及ぼします。セロトニンが全身に分布している以上、様々な予想もつかない副作用が出るのは当然の事だと思われます。

セロトニンシステムはドーパミンやアドレナリンなどの他のモノアミンの調節と密接に関わっているのだから、脳の中のセロトニン濃度だけを特異的に制御できる薬なんて作れる筈がないのです。

図3-6

引用元：https://www.slideshare.net/GiovanniMaccarroneBA/depression-is-not-a-chemical-imbalance

1970年代。リリーという会社はセロトニンに注目しこの物質を制御する薬を開発しようと考えていました。その物質名はLY-110140と名付けられました。この薬はセロトニンの細胞内への取り込みをブロックするのです

リリーはこの薬を何とか売り出したいと考えていました。この薬には様々な可能性があると考えられました。痩せ薬に使えるかもしれないし、降圧薬に使えるかもしれなかったのです。委嘱した科学者はうつ病の薬として使ったらいいのではないかと提案しました。しかしリリーとしてはこの薬を降圧薬や痩せ薬として売り出した方が儲かると一旦は考えました。

また、当初はこの薬がうつ病に効くかどうかも確信を持てなかったのです。

しかし、副作用はあるにしても同じような作用機序を持つzimbelidineは抗鬱効果がある事がわかりました。アストラ社が既に抗うつ薬として発売していたのです。

それで同様の作用のセロトニン再取り込み抑制剤であるLY-110140も抗うつ薬として売り出せるのではないかという結論になりました。それで委嘱した科学者たちの結論を尊重してこの薬を抗うつ薬として出すことにしたのです

この物質にFluoxetineという命名をしました。これが1982年にProzacとして売り出される事になったのです。

　このようにプロザックという薬自身も別に、製薬会社が鬱病の人を治療をしようとして、作ったものではなかったのです。どうすればこの薬で最大の利益が得られるか。リリーの幹部の経営判断でProzacは抗うつ薬として発売されたのでした。

　図3-6の英語の説明文の中にシュルツクラウト先生の名前が出てきます。モノアミン仮説を60年代に唱え始めた先生の名前です。でもこの図の見出しを訳すと、うつ病はセロトニンのアンバランスではないという見出しです。そして絵の内容は片方が精神科医、もう片方が製薬会社。よく見ると二人の体は一体化しています。右の人物は外科医です。それで彼のセリフには次のように書かれています。二つの体を外科的に引き離す手術をしたいのだが、色々調べた結果その手術で二人とも死んでしまう事がわかったよ。手術はできないんだ。

　製薬会社と精神科医の極端な癒着を皮肉った漫画なのです。英語圏ではこういう記事が良く出てくるのです。

　この薬はしかしリリーの強力なプロモーションもあって爆発的に売れました。一人で運転しているときにも孤独を感じることはない。セロトニンを調節してくれるプロザックが隣にいるからだ。というような広告ポスターが街に溢れるようになったのです。【図3-3参照】

　セロトニン濃度を調節することにより気分をコントロールする事が出来るのです。とても刺激的な考え方です。うつ病に苦しんでいる人ではなくても、この薬を飲めば気持ちをハイにすることもできるかもしれません。正にそういう用途に使われるようになったのです。この現象をListening to Prozacという本を書いた著者は、Cosmetic Psychopharmacologyと

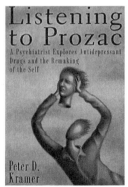

図3-7

引用元：Listening to Prozac
Penguin Books 1997

名付けました。気分美容薬とでも訳せるでしょうか。顔のお化粧をするように気分も自由に変えられたら、こんなエキサイティングな事があるでしょうか。Prozacという薬はそういう薬として登場したのです。これがアメリカで起こったプロザック革命なのです。

1999年。日本でもSSRIが認可されました。しかし、この薬は思ったほど売れなかったのです。明治製薬のデプロメール、グラクソスミスクラインのパキシル。これらは思ったほど売れなかったのです。

そこで製薬会社のマーケティング担当者は考えました。

日本で抗うつ薬が売れないのは、日本人が、精神科にあまり行かない事に原因がある。

日本人が精神科に行かないのにはいくつかの理由がある。まず、人生の悩みで精神科に行くなんておかしいという常識のある事である。

もう一つは、精神科に行く人はとても特殊な本当に気が違った人だけだという考え方があるからであるという事が分かったのです。

そういう日本人の常識をつき崩す事が、SSRIの販売を増加させるための、1番の重要点であると考えました。

Crazy like usという本に載っている日本へのSSRIの売り込みがどのように行われたかという事はすでに私が前著で指摘した事ではありますが、もう一度確認しておきましょう。

製薬会社は真っ先に考えました。

まずは日本の精神科医の、意識を変える事が重要であると。

何を病気として何を病気としないかは文化によって違います。

この違いをそのまま認めればそれでいいのですが、日本人はヨーロッパではこうだとか、アメリカではこうだと言われるとそれに同意しなければいけないのではないかという気持ちがどうしても出てきてし

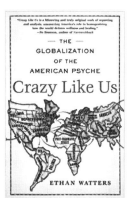

図3-8

引用元：Crazy Like Us
Free Press 2011

まいます。

　その弱みに付け込んだと言ったら言い過ぎかもしれませんが、2001年に京都で、医療人類学者を読んだカンファレンスを開き、人生の悩みのようなことでもアメリカでは、病気として扱っているのに日本ではそうではないというような発表をさせたのです。日本の自殺者が30000人を超えてとても多いのはその認識が間違っているからだというニュアンスも含まれていたのかもしれません。そういう誤った認識を変えるべきなのです。人生の悩みでも精神科に行って治してもらうのが当たり前なのです。

　こういうコンセンサスをパンフレットにして、リリーのMRは週に二回全国の精神科クリニックを回ったと言います。

　これで精神科医たちは、新しいうつ病概念というものを勉強しないといけないという風に思ったのです。こうして、1975年に弘文堂から出版された精神医学大辞典には一つの疾患単位として見なされていなかった、うつ病というものが、突然、精神科外来の主役を演じることになっていったのです。

　所で、ここでいう新しいうつ病概念とは何でしょうか。それはうつ病のメカニズムは遂に解明されたのだという考え方です。今までは、気分の落ち込みはストレス発散をするとか、日にちが経つのを待つとかお互い励まし合うとかそういう非科学的な事が頼りであったのだが、色々な落ち込みも結局はセロトニン不足によって起こる事が分かったのだから、そのセロトニン不足を治す薬を飲めば直せるのである。

　これこそ脳科学の進歩と薬剤の開発が生んだ新しいうつ病の正しい概念なのです。

　これを知らない医者は時代遅れなのです。こういう勉強をどんどんしていかないと時代に取り残されていくのです。

　このSSRIという魔法の薬を使って、うつ病を発見し治療し直していく。これが、よく勉強している精神科医の役目である。こういう知識も無いような医者は医者を名乗る資格もない。

　こういう雰囲気がどんどん醸成されていきます。

2001年。21世紀になり時代は変わっていくように多くの人が思っていました。古い精神科の衣を脱ぎ捨てて、新たな、精神科に生まれ変わる時なのです。

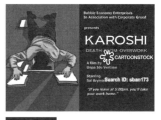

図3-9

引用元：https://www.cartoonstock.com/directory/k/karoshi.asp

　この時日本社会はどういう時代だったでしょうか。バブル崩壊に伴う、会社の倒産が多くありました。そうして街に失業者がたくさんいる様になりました。自殺者も30000人を超え日本で自殺者が多いのはメンタル対策を十分行なっていないからだというような事が言われ始めました

　そのこともあって、厚労省は強力にメンタル対策をいうものを進めるようにしていかなければならないという政策を取るようになりました。

　うつ病はモノアミンバランスが崩れる事により発症する普通の誰でもなる病気なのであるという新しいうつ病概念と厚労省のメンタル対策における考え方は殆ど一致しています。また、そういう考えが主張され始めた時期も一致しています。これは偶然の一致でしょうか。

　「事業場における労働者の心の健康づくりのための指針」という厚労省の局長通達の文書は2000年8月9日に出されています。

　当時は、日本の自殺者が三万人を超え日本は非常に自殺率の高い国だと言われていました。

　日本は過労自殺などがたくさん出る国であるのはうつ病をよく理解していない事が原因であると指摘されました。マスコミもそういう論調でした。

　だからメンタル対策が必要である。ということです。

　メンタル対策とは正しいメンタルヘルスの知識を知る事です。そして正しいメンタルヘルスの知識とは正に今言ったうつ病の新しい概念の事です。セロトニン不足によりうつ病になるのである。それを是正する薬さえ飲めばうつ病は治るのである。なぜ、悩んでいるのに精神科を受診しないの。それは時代遅れだよ。

　そういう知識が「正しいメンタルヘルスの知識」なのです。

　こうやってうつ病というものがどんどん宣伝され、日本においてはうつ病ブ

ームが起こったのです。

　さて、こういう話はしかし、精神科の医師の間だけでの話です。一般の人は
まだまだ、従来の考え方のままの人が多かったしょう。

　一般の人を「啓蒙」するためのマスコミ対策も当時どんどん行われるように
なっていたのです。

　この話はピッツバーグ大学の日本研究センターの医療人類学の先生の論文か
らの引用です。

　話は日本の自殺者が三万人を超えたくらいの時期になります。すでに1996年
に慶応OB精神医療研究グループという人達が「メンタルクリニックへ行こう」
という本を出しているのです。この本の内容については、第五章で詳しく検討
したいと思います。その内容がどのようなものであったのか。読者の皆様には
是非楽しみにして頂きたいと思います。この本は色々な意味でとても興味深い
事が書かれています。

　これと時を同じくして厚労省が職業性ストレス調査票というものを東大に委
託研究しています。厚労省の一連のメンタル対策の嚆矢というべき委託研究な
のだと思われます。
　その時期にメンタルクリニックへ行こうという本が出版されています。

　メンタルクリニックは特別な存在ではないんだ。メンタル疾患は誰でもなる
病気である。人生の悩みであれなんであれ原因は問わず、気持ちの落ち込みは
病気として取り扱うのが世界の流れなのである。
　そういう事を病気として考えない日本は遅れているのである。
　正しいメンタルヘルスの知識を持って、これからは社会を変えていかなけれ
ばならない。
　そういう考え方を流布させるための本であったのだと思います。

精神疾患に対する偏見をなくす。うつ病は誰でもなりうる病気なのである。うつは心の風邪である。風邪のように誰でもなるし、風邪のように薬で治す事が出来るのである。

　簡単に治せる病気なのに、落ち込んでいる時精神科を受診しないのは精神科に対する不信感があるからである。

　そういう古い考え方を払拭するのが新たな時代の新しい人間である。

　そういう考え方をもっと広めていかないといけないというのが、一部の先進的な精神科医の考え方だったのでしょうか。産業医大のホームページや慶応OBグループの先生達の考え方だったのだと思われます。

　とても特殊な病気であったうつ病という病気を当たり前に普通にある病気なのだというプロパガンダを強力に行ったのが、21世紀初頭の日本の外資系製薬会社と厚労省、及び、一部の精神科の先生方でしょうか。

　この3つの動きがどのように連動しているのかはわかりません。

　しかしとても強力なキャンペーンにより、精神科受診の敷居はとても低くなり、今では誰もが普通に精神科に通うようになったのです。

　このようにして日本ではうつ病ブームが起こったのです。

　うつは心の風邪というキャンペーンがとても成功して、日本は今うつ病ブームの最高潮に達しているのだと思います。

　「私も実はうつを患っていたが奇跡的に回復した。」そう告白する著名人がとてもたくさん居ます。私は将棋が見るのもやるのもとても好きなので、将棋界の色々な情報を一般人の中ではよく知っている方だと思います。

　それで、2018年「うつ病九段」という本が出た時、本当に驚きました。先崎九段という人が書き下ろした本です。先崎九段は小学生の頃から羽生19世名人のライバルでした。小学生の頃は羽生以上に才能があると考えられている人でした。しかし、羽生さんの方が先にプロになったし

　プロになってからの活躍も段違いです。先崎九段は一度もタイトルに挑戦することもなくタイトルを取ることもなく棋戦優勝が一度あるくらいです。それに対して羽生さんは将棋を知らない人でもほとんどの人が知っているでしょう。

　そういう中新たな才能である、藤井7段が出現しました。世は藤井7段による

将棋ブームです。先崎九段は今はC1クラスまで転落しています。

　彼は、自分も小学生のころは羽生よりも才能があると言われたのに。そう思ったのに違いありません。自分もこの藤井7段と同じくらい将棋界のブームを引っ張っていける人間だった筈だ。ところが今はもうおちぶれて、C1クラスでうざうざやっている。

　その乖離に落ち込むのはとても了解可能です。でもそういう悩みで精神科に行けばうつ病だと診断されるのです。しかし、そういう悩みも一年くらい経てば治ります。

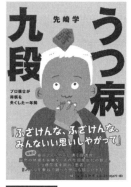

図3-10

引用元：うつ病九段 文藝春秋
2018

　先崎九段はそれでうつ病九段という本を書いてその本がベストセラーになったのです。

　私はうつ病からからこうやって復活した。そういう本はある意味誰でも書けるかもしれません。私は何でもかんでも落ち込みさえすればうつ病と診断する結果うつ病ブームがここまで広がったのかと感じたのでした。

　Does your soul have a cold という映画があります。2007年の映画です。

　マイクミルズという映画監督が日本にうつ病という概念が導入される時どういうことが起こっているかということについてのドキュメンタリーです。

　「あなたの魂は風邪をひいていますか」

　直訳すればその様になります。

　映画に出てくる若者達はアメリカのDSMに基づいたうつ病という概念に基づいて、落ち込みはすべてうつ病だと診断され、薬を処方されてその薬を日本人らしく真面目に飲む様子が描かれています。しかし、厚労省のいううつ病の様ではなくここでも多くの人は治らずに副作用に苦しむという実態が描かれているのです。

　人生の悩みはすべてうつ病では無いのです。そしてうつ病は決して風邪のようには簡単には治らないのです。

　そういう実態を描いているのがこの映画なのです。

　この映画に関する背景を語ったインタビューの中でマイクミルズは答えています。

　「戦後の日本はアメリカのする事がなんでも正しいという認識の中でいきてきている。

　そういう中で、製薬会社がSSRIという薬を売るために強力なプロモーションを行なった。アメリカではDSMに基づいて、原因を問わず人生の悩みでも何でも落ち込んでいればすなわちうつ病であり、そうれあればモノアミンの異常があるから薬を飲む必要がある。

　だからSSRIをどんどん飲んでください。精神科にどんどん行ってください。そういうキャンペーンが凄くしんとうしてしまった。

　その結果日本でもSSRIを始めとする向精神薬が爆発的に売れたのである。」

　そういう風にマイクミルズ監督は喝破しているのです

　しかし、その結果はどうでしょう。

　職場にうつ病患者が溢れ、治りもしないのに薬を飲まされ続けている人が社会に溢れるようになったのです。

　また、道徳が蝕まれるようになったのです。普通の倫理観が壊されたと言ってもいいかもしれません。

　会社にはいけないけれど旅行に行ったり婚活したり、ベースを始めたり、自動車学校に言っても誰にも何も言われなくなったのです。

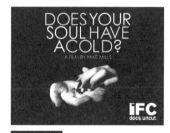

図3-11

引用元：https://www.amazon.com/ Does-Your-Soul-Have-Cold/dp/ B001ECNWWQ

　これは道徳が変えられたのです。それは精神科医の診断書がそういう事を許しているのです。

　精神科医の先生方にそういう自覚があるでしょうか。

　人生の悩みすべてを病気として捉えて、すべての人に薬を出して、それで本当によくなればいいですが、よくなった人は実はほとんどいないのです。その

証拠にうつ病患者と言われている人たちは年々増加の一途を辿っているのです。

　明らかにいい悪いは別にして、精神科医の診断書は道徳を変えています。

　精神科の医者にそんな事をする権利を社会が委託した事があったでしょうか。精神科医はそういう委託についてどうするか検討した事があったでしょうか。そういう話を私は寡聞にして知りません。

　ここで、日本でこのようにうつ病の診断基準を変えたことについて、イギリスの国営放送であるBBCがレポートしていますので引用しておきます。とても、興味深いレポートだと思います。
　「いかに日本はうつ病を信じるようになったか」という2016年のレポートです。比較的新しいと言えると思います。

　（うつ病は「心の風邪」だとするキャッチコピーが広まった。誰でもかかる可能性があり、薬で治療できるという意味だ。
　当然ながら、日本でうつ病を含む気分障害と診断される患者の数はたった4年間で倍増。抗うつ剤の市場は06年までのわずか8年間で6倍の規模に急成長した。
　ほかの国と同じように日本でも、有名人の告白は注目を集める。俳優からアナウンサーまで、あらゆる人々が進んで鬱状態の経験を明かすようになった。この目新しい病気は世間に認められただけでなく、ややおしゃれだという雰囲気さえかすかに漂わせていた。

　15年からは職場でのストレスチェックが導入された。ストレスの原因や症状が網羅されたアンケートを実施し、記入済みの回答を医師や看護師が評価。必要な人には医師が面接指導する。雇い主が勝手に結果を見ることはできない。ストレスチェックは従業員50人以上の全事業所に義務付けられ、50人未満の小規模な職場にも推奨されている。
　国民的議論が盛んに交わされ、多くの医療関係者や著名人から支援を得て、進歩的な労働政策も施行された結果、日本でうつ病の認知は確立したのだろうか。

そうかもしれないし、そうでないかもしれない。反動の兆しもみられる。う
つ病を理由とする欠勤や病気休暇が急増した結果、同僚への影響に不満を抱い
たり、最近では一部の人たちの診断のもらい方や病名の使い方を疑問視したり
さえする空気が生まれているようだ。

　日本のうつ病患者の中には、こうこぼす人々もいる。うつ病に対する世間の
認識が高まって率直に語れるようになったのは助かる。だが反面、自分を甘や
かしているだけだとして「うつのふり」や「偽物のうつ」を疑う周囲の目が、回復
や職場復帰を妨げている、と。）（BBC ホームページより。https://www.bbc.
com/japanese/features-and-analysis-36972140）

　イギリスのBBCは日本のうつ病の広がりについてこういうレポートをして
います。私のこの本での主張と重なる部分が多いので、引用することといたし
ました。少なくとも外から客観的に見ればこういう印象なのだという事を多く
の皆さんにも知っていただきたいと思います。実際には日本に於いて、うつ病
の診断基準についての国民的議論も著名人や医療関係者の討論も行われたわけ
ではないのです。一部の精神科医の間で、こっそりとなし崩し的に決められた
うつ病というものの診断基準がいつのまにか知らない間に広まってしまったと
いうのが真相なのです。そういう、なし崩し的に出来た、うつ病の診断基準が、
産業精神医学の中では、「正しいメンタルヘルスの知識」として、広めないとい
けないと産業医に要請されているのです。

　私は、産業精神医学の講演会などでよく聞く、この「正しいメンタルヘルス
の知識」なるものの概念が根本的に間違っているからメンタル対策をしている
のにうつ病患者は増え続け社会の道徳が毀損されているのにそれを誰も止める
事ができないような事態がが起こっているのだと思います。

　産業精神医学の先生のいう正しいメンタル知識とは今まで言ってきた事です
がもう一度確認します。

　それは、原因がどうであれ落ち込んだ気分があればそれはうつ病であるとい

うドグマです。

　そして、うつ病であるのはセロトニンバランスが狂っているに違いないというドグマです。

　そうしてセロトニンバランスが崩れている以上、それを是正する必要があるし是正さえすればうつ病は治るだというドグマです。

　この三つの前提の上で精神科への早期受診、早期治療が強力に推進されるのです。

　そうして精神科の専門の先生に診てもらいさえすれば問題はすべて解決していくのだという結論です。

　そこで厚労省の文書ではこの4つの考え方が基本になっているのですが、この前提が本当に正しいのかという事について、次章で考えていきたいと思います。

　一つ一つ真であるか偽であるか考えていきますので、是非みなさんもお付き合いください。

四つのケアの根本概念である
四つのドグマを検証する

　職場のメンタル対策として、四つのケアとは厚労省が推奨しているやり方です。セルフケア、ラインケア、事業場内資源によるケア、事業場外資源によるケア、この四つのケアをやっていくことによって、職場のメンタルヘルスはとても向上するという考え方です。

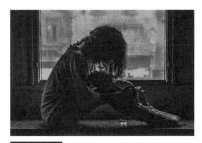

図4-1

引用元：https://amaru.me/trivia/depression-symptoms/

　しかし、この四つのケアをやり始めて、もう20年近くが経とうとしていますが、メンタル対策をしているにも関わらず、うつ病患者は右肩上がりに増え続け、日本人の道徳概念が根本的に崩されているという大きな問題が起こってきているという事を前章までで皆さんにお伝えしました。

　では、何故そういう状態に立ち至ってしまったのか、この章では厚労省の主張している4つのケアという考え方の根底にある4つのドグマが本当に正しいかどうかという点について検証したいと思います。

　厚労省の4つのドグマをもう一度確認しておきましょう。

一つ目　原因が何であれ落ち込んだ気分があればそれは精神科的な病気であるというドグマ

二つ目　精神科的な病気である以上、脳の中のモノアミンバランスが狂っているというドグマ

三つ目　モノアミンバランスの崩れは薬により是正できその結果病気は治るというドグマ

四つ目　そういう治療をして貰う為に出来るだけ早く専門の精神科の医師に診

うつは心の風邪 ＝ 脳の異常。 だから気合では治らない。

　これが厚労省の推奨している四つのケアの根本にある四つのドグマだと私は思います。図4-1に示したような「うつは心の風邪キャンペーン」は今も日本人の多くの人の潜在意識に強く残っているものと思われます。

　では、まず第一のドグマである原因が何であれ落ち込んだ気分があればそれは精神科的な病気であるというドグマについて考えていきたいと思います。

　原因が何であれ気分が落ち込んだり不眠になったり不安になったりしたら、精神科的な疾患の可能性があるから、早めに精神科に相談してください。という考え方です。

　この考え方は正しいでしょうか。普通の常識で考えるなら、原因がはっきりしているのなら、その原因を取り除く努力をするのが当然の手順ではないでしょうか。しかし、精神科の診断基準のバイブルである、DSMという診断基準の手引きでは、原因が何であれ、患者と言われている人たちの症状によって病気を診断していいという事にしたのです。

　結局厚労省の第一のドグマ、原因は何であれ、落ち込みや不安や不眠があればそれは精神病の可能性があるという考え方はこの、DSMの原因を問わずに患者の訴えだけで病気の診断をするというシステムの影響を受けてそういう事にしていると考えられるのです。恰もそれがより科学的であるからそうしているのだと多分、多くの精神科の先生や厚労省のお役人は仰るでしょう。

　私も最初はそういうものかと思っていました。しかし、常識から離れた事をして、それでうまく行っているのならいいのですが、そうではない事例ばかりな事に気付き、この原因を問わない診断の仕方について疑問を持ったのです。

　原因を問わない診断の仕方はDSMがそういう風に主張しているから、原因を問わずに精神科の病気を診断しようという事になりました。

　しかし常識から考えるとまずは原因を追求し、その原因を取り除くという努

力をしもしそれができないなら次のステップに行くのが当然の手順です。

　しかし、そういう常識的な手順はすっ飛ばして、いきなり症状だけ考えて診断していくというシステムを精神科外来では長年取られてきているのです。

　ではその原因を問わなくてもいいという事の根拠になっているDSMとはどの様なものなのでしょうか。

　DSMとはdiagnostics statics of mental disordersの頭文字を撮ったものです。

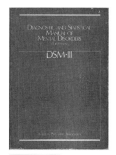

　1980年にアメリカ精神医学会がDSM IIIを制定しました。

　そこで何故、原因を問わずに症状だけで精神科的疾患を診断するとこにしたのでしょう。

図4-2

引用元：https://www.
amazon.co.uk/DSM-III-
Diagnostic-Statistical-
Manual-Disorders/dp/
B000P1A7CK

　その歴史を見ることはとても重要なことです。

　1970年代。アメリカの精神医学界は少なくとも三つの危機に見舞われていました。存亡の危機といってもいいくらいの危機です。

　一つ目は、反精神医学の流れです。70年代世の中は色々な意味で反体制的、反権威主義的、或いは人権擁護の運動が世界中で盛んになりました。

　そんな中「カッコウの巣の上で」という映画に象徴されるような精神病院の非人道的なあり方にとても反発が強まったのです。

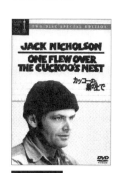

図4-3

引用元：https://www.
amazon.co.jp/カッコー
の巣の上で-——-スペシ
ャル・エディション
-DVD-ジャック・ニコル
ソン/dp/B00007IGB0

　例えば、ニューヨークの大学に籍を置いていたThomas Szasz という精神科の教授はメンタル疾患というものは人生の悩みの隠喩に過ぎないと主張しました。

　彼は精神疾患などというものは実際には存在しないと

主張したのです。

　彼は The myth of mental illness という本を書きました。　精神病という神話という意味です。英語の myth は直訳すれば神話という意味ですが、多くの人が信じているけれど実は真実でないときに使われる言葉です。

　そういう理論的話と実際の人権侵害が普通に横行している精神病院の現状で精神科に対する風当たりがすごく強くなったのです。

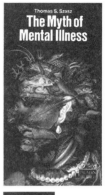

図4-4

引用元：https://www.amazon.co.jp/Myth-Mental-Illness-Thomas-Szasz/dp/0586080872

　ここでDSMが制定される事に最も大きな原因を与えた実験についてご紹介したいと思います。それはローゼンハンの実験という実験です。

1. 精神障害の診断を受けていない疑似患者（3名の女性、5名の男性）は、幻聴があるふりをして、アメリカ合衆国内5州に位置する12の精神病院の入院許可を得る。全疑似患者は、精神障害があると診断される。入院時、疑似患者は幻聴はなくなったと病院に伝える。全疑似患者は、病院によって精神障害（8名中7名は、統合失調症の回復期であると診断を受ける）があると診断された。そして、抗精神病薬の服用を条件に退院許可が出された。疑似患者の平均入院期間は、19日間であった。
2. これに反応した医療機関は、ローゼンハンが送り込む疑似患者を特定すると伝える。ローゼンハンは、この提案に同意した。医療機関は、新しい患者193名のうち、41名を疑似患者の可能性があり、19名を確実に擬似患者だと診断した。しかしながら、ローゼンハンは、1人も疑似患者を送り込んでいなかったのである。

　Scienceに発表されたその論文ではアメリカのどの有名な精神病院も本物の精神分裂病の患者と、大学教授やジャーナリストが扮した偽の精神分裂病の患者を鑑別できなかったのです。【図4-5参照】

　こんな正常と異常の区別もできない科目は医学の名に値するのかという世論

が巻き起こりました。

　保険会社も、そんない
い加減な医学に保険金を
払う義務はないと言い出
し始めたのです。そこで、
アメリカ精神医学会は
DSM Ⅲ というものを発
表して自分たちは科学的
根拠に基づいて診断して
いると主張するようにな
ったのです。

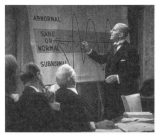

図4-5

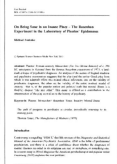

　では何故アメリカの精神医学会の人たちは原因を問わない事にしたのでしょ
うか。そこには二つ目の危機である、心理学者たちとの戦いがありました。ア
メリカ心理学協会はとても大きな力を持っていました。そうしてフロイト流の
精神分析学というやり方で人生の悩みなどで精神的不調になっている人たちに
対して、相談を受けて報酬をもらっていたのです。彼らの考え方は悩みの原因
を追求するというやり方です。しかし、フロイト流のやり方というのは悩みの
原因をほんとうの意味で追求するというわけではありません。なぜなら、フロ
イト流の考え方からすると、精神的不調になる原因は無意識の葛藤から生じる
という事が前提でしたから。そして、その無意識の葛藤とは、幼い頃に母親と
の関係で、父親に勝てなかったトラウマから来ているという事が唱えられたの
です。原因は最初から決まっているといってもいいと思います。ですから、こ
のフロイトの精神分析療法はとても広がってはいたのですが実際にはほとんど
効果がなかったのです。

　しかし、心理学者対精神科医の対立というものが当時のアメリカでははっき
りあったのです。精神的不調になった人は最初に精神科に行くか、心理学者が
やるカウンセラーに行くか。その争いがあったのです。ここで当時のアメリカ
の精神科医たちは当時の心理学者達の原因を追求するというやり方を否定する
ために、DSMでは原因を追求しないという事にしたのです。これにより、第2
の危機を回避しようとしたのです。

　三つ目の危機はさっきも少し触れましたが、保険会社が、きちんとした診断

もできないような精神的疾患に保険金を払う必要はないと言い始めた事です。

　これに対して我々精神科医は、DSMという診断基準に基づいて、診断しているので、誰がどこで診断しても同じ結果になります。これこそ科学的診断なんです。と言って保険会社を言いくるめる事に成功したのです。

　だから、DSMは当時そこにあった、精神科医の三つの危機を一挙に解決する素晴らしい方法であったのです。

　こういう理由で、DSMの診断基準では原因を問わずに、患者の訴えを積み重ねる事によって、様々な精神病だと診断していいという事になったのです。

　このやり方を踏襲したのが厚労省のメンタル対策の中に出てくる、原因は問わず、精神的不調があれば則ち精神病だという事につながっているのです。

　DSMというものをアメリカの偉い先生が言っている事だから、全く疑う余地もない。自分たちにそういう事に反論する能力があるはずがないと思っているとすれば、DSMを聖書として扱うということは当然の事のように思えます。しかし、DSMに対する批判は実は英語圏では当たり前のように聞こえてくるのです。

　精神科の専門雑誌、専門書籍だけではなくて、ニューヨークタイムスやガーディアンというような新聞、イギリスBBC アメリカABCというような放送局も根本的にDSMに対する疑問のニュースを多数掲載したり放送したりしているのです。

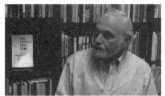

図4-6

引用元：https://www.ericmaiselsolutions.com/about/

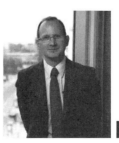

図4-6

引用元：https://www.psychliverpool.co.uk/tag/peter-kinderman/

　しかし残念ながら日本ではそういう事実はほとんど知られていないのです。

　DSMに対する批判として、代表的なものを挙げてみましょう。

DSMは病気によって定義の仕方が一定ではない。

　DSMは精神的に困ったことをすべて病気と定義している。それは正常からずれているから病気でであると定義している。それならDSMによる診断とは正常とは何かという価値観によって全く違う結果になるということである。

　DSM-5によるとpanic disorder の症状の組み合わせは24000個もある。対してsocial phobia 　の症状の組み合わせは一つだけである。

　こういう批判が名だたる英米の精神科医や心理学者から出されているのです。

　私が最もDSMに対する批判として的を射たものであると思ったのは次のような文章です。

　DSMというものは病気押し売りゲームである。人生のあらゆるうまくいかない事に対して病気の名前をつけ、それによって自分たちの利益を確保しているのである。

　DSMというでっちあげ。
　どうやって、メンタル疾患は作られ販売されているか
　DSMは精神疾患押し売りゲームのマニュアルである。

　こういう風に英米の精神医学会や心理学学会や、メディアからも、種々のDSMに対する批判の声が日々出ているのです。
　繰り返しますが残念ながらこういう動きは日本ではほとんど知られていないのです。

　DSMのやり方が本当に正しいかどうか。ここで議論するのはやめておきます。しかし、少なくともDSMに対する評価が色々ある事は間違いないのです。
　そのことを知らずに議論する事はするべきでは無いのです。
　ましてや、DSMを聖書扱いなどまともに考えればできるはずも無いのです。

　DSMにより、診断の精度は上がったということが精神科医の間では広く信じ

られています。しかし、本当にDSMの導入によって診断の信頼度は高まったのでしょうか。それを調べたデータがあります。

それによるとDSMの導入によっても診断の精度は全く高まっていないということがわかったということです。

下の表を見てください。（図4－7）ある病気の診断を異なる医者がした場合その一致率がどの程度であったかということのデータです。K（カッパ）という指数でこれを評価しています。1に近づくほど精度が高いという基準です。これを見ると一致率が0.5以下という病気もたくさんあります。自明のことに思えるアルコール依存症ですら、0.40です。統合失調症だって0.46です。全般性不安障害はなんと0.32なのです。これがDSMの本当の実態なのです。しかし、こういうデータは日本ではほとんど話題に上ることもありません。

この程度の診断精度で人の人生を左右する様な診断書が量産されているのです。この事実について多くの皆さんはどのように考えるでしょうか。

勿論原因を考えないで症状だけで診断して、それでうまくいけばこんなにいいことはありません。しかし日々、私が産業医の面談をしていく中で、厚労省が推奨するような原因を問わずに症状だけで自動的に精神科の先生に紹介状を書くことなど常識的判断としてできないのです。

ここで再び具体的な例を挙げます。原因を問わずに自動的に精神科を紹介することが本当にいいことであるか次の例について考えて頂きたいと思います。

その面談は、いつものよくある面談の一つでした。長時間労働面談です。その会社では厳密に45時間以上の時間外労働があれば長時間労働面談することがあります。そこの会社は2ヶ月間SDM（shut down maintenance）というとても忙しい時期があるのです。その為、長時間労働面談を月に100名以上やらなければいけなくなってしまいます。

ある部署はあまりにも人数が多いのでその部署まで診療所から出張して面談します。そこの会社は、東京ドーム50個分くらいの広さがある会社なので、車で10分くらい移動して面談する事も日常茶飯事です。

そういう面談のひとりで面談をやったのが、29歳の菅野君でした。菅野君に

体調を聞きます。体調は普通ですと答えます。食欲はありますか。はいあります。残業時間は今も長いですか。山は見えていますか。はい、あともう二週間で終わります。そうですか。では最後に睡眠は取れていますか。はい。だいたい取れているんですが。そこで菅野君は口ごもりました。そうして言いにくそうに言ったのです。でも、隣の部屋の人が明け方に奇声をあげて時々寝られなくなることがあるのです。

Adults Diagnoses	
Schizophrenia	0.46
Schizoaffective	0.50
Bipolar I Disorder	0.54
Major Depressive Disorder	0.32
General Anxiety Disorder	0.20
PTSD	0.67
Alcohol Use Disorder	0.40
Borderline Personality Disorder	0.55
Antisocial Personality Disorder	0.22
Obsessive-Compulsive Personality Disorder	0.31

図4-7

引用元：Mad Science
Routeleadge 2015 pp197

　それは問題ですね。寮の問題だからとなりの人に注意するよう寮監さんに言ってもらおうと思いますがそれでもいいですか。

　それからすぐに寮監さんに隣の部屋の人に注意してもらいました。それでしばらくは静かになったのですが、二週間くらいしてまた、となりの人が明方までゲームをしているこえが聞こえてくると訴えてきたのです。

　それで、今度は部屋を変わる事になりました。

　それから1ヶ月。今度は部屋を変わったけれどやっぱり寝られないと訴えてきたのです。

　それで改めて、産業医面談となりました。

　菅野君は4つのケアからするといつもと違う社員です。今まで普通に寝られていたのに。となりの部屋のおとが気になるようになる。注意しても元どおりになってしまったので今度は部屋を変えてもらったのに寝られないという。特に職場のストレスも問題なし。プライベートでも思い当たる節もなし。

　これは正しい厚労省の主唱するメンタルヘルスの知識によるとどう考えてもうつ病を発症してそういう不眠が出てきた事になります。

　産業医は事業場内スタッフの責任者として、精神科医に紹介状を書く義務があります。もしそういう義務を怠ったなら、産業医はとても大きい損害賠償責任を追う事になるかもしれません。

　しかし、私は菅野君との面談で不眠の理由をやっぱり確認したいと考えました。

「何か心当たりはないのですか。」

「それが僕にもわからないんです。急に夜中に目が覚めるようになってしまって。今まではこんなことはなかったのです。」

「食欲はどうですか。」

「普通です。」

「そうですか。不眠だけがある。タバコは吸いますか。」

「いえすいません。」

「アルコールはどうですか。」

「それは飲みます。」

「どのくらいですか。」

「コップに二杯くらいです。」

「毎日ですか。何を飲みますか。」

「はい、毎日飲みます。ウイスキーです。」

「水割りですか。杯バールですか」

「いえ、そのまま飲みます。」

「え？ウイスキーの原液、コップに二杯だと相当な量ですがそんなに飲むのですか。」

「はい。コップに二杯飲みます。」

「と言うことはウイスキー原液で360cc。40％としてアルコール144gになります。

「何年くらい飲んでいますか。」

「入社してからですからかれこれ10年近くです。」

「それならもう少しでアルコール中毒状態ですよ。寝られないと言うのはアルコールの量がないと朝まで目が覚めないようにはならないと言うことですね。寝られないと言うことではなくアルコール依存症が進んだ結果でそう感じるのです。すぐにアルコール減量の必要があります。必要なら嫌酒剤投与の必要もあります。」

　厚労省の正しいメンタル知識からすると表面上は不眠でうつ病の初期症状と考えなければいけないような例でしたが実は、アルコールの飲み過ぎだと言うことがわかったのです。

この例は、原因を問わないと言うことが如何に危険かと言うことを物語る典型例ではないでしょうか。

　原因を問わず社員の変わった様子があれば出来るだけ早く精神科を紹介しましょうという考え方は実際問題としてはとても有効なやり方とは考えられません。

　もっと普通に考えてみてください。胸が痛いと訴えてきた患者さんに原因はともかくとして、モルヒネを打てば治る事がわかっているから、モルヒネを打ち続ける内科医がいたとしたら、そんな医者信用できるでしょうか。

　胸痛の原因を探るのが医者として当然のやくめです。心電図、胸のレントゲン、血液検査は当然のことでしょう。彼がもし、心筋梗塞なら直ちに色々な治療が始められるのです。

　精神科医が原因はともかくとして、抗うつ薬や向精神薬を出すのは胸痛に対して闇雲にモルヒネをうつのと同じことです。

　原因を問わないというやり方は、全く非科学的な前近代的な物のように思えるのです。

　従って、この第一のドグマ。原因を問わず変わった様子があればすべて精神科の病気であるという考え方は真ではないと言えると思います。

　第2のドグマ。精神的な病気があるならそれは脳の中のものアミンバランスが崩れているというドグマです。

　このドグマは一見尤もらしく語られていますが、実は科学的真実ではありません。先程プロザック開発の過程でのところでも書きましたが、セロトニンというモノアミンは生命活動の中で最も古いモノアミンの一つです。

　モノアミンが60年代に注目されていたのは間違いありません。ドーパミン、セロトニン、アドレナリン、色々なアミンが脳の中で様々な働きをするのは間違いないでしょう。

　例えばアドレナリンの誘導体であるアンフェタミンやメタンフェタミンは覚醒剤そのものです。覚醒剤というくらいですから、人の意識を覚醒させ集中力を高めることでしょう。しかし、そういう薬を常用すると、恐ろしい禁断症状や、発作的な事件を起こしたりするようになるのです。だから、モノアミンは脳を刺激したり抑制したりして、色々な精神的変化をきたさせることは間違い

ありません。

　だからセロトニンは気分の落ち込みに関与するだろうというのは単なる予想に過ぎません。speculation にしか過ぎません。その予想が一人歩きして恰もセロトニンによって気分の落ち込みが説明できるかのような雰囲気に陥っているのが現在社会なのです。

　尤もらしくそれらしい事と本当の事とは必ずしも一致するとは限りません。

　三環系抗うつ薬は脳脊髄液中のセロトニン濃度を下げると言います。そこから開発されたスタブロンという薬はSSRE効果があるのに、強い抗鬱作用があるのです。

　精神的不調の人はセロトニンバランスが崩れているというドグマは製薬会社の宣伝文句の受け売りに過ぎません。

　更に言うと気持ちというものは厳密に脳の働きだけから単純に説明できるものではありません。僕たちがある気持ちを持つ時、その背景には何があるでしょうか。また、人間の気持ちというものは常に一定の状態というようなことがあり得るでしょうか。

　我々の根本的な気持ちというのは言葉の操作によって導かれるものではないでしょうか。言葉もなしにある気持ちをずっと持続させることができるでしょうか。例えば何もする気になれない。何をしても楽しくない。全く眠ることができない。そういう症状と言われているものもすべて言葉により表現されています。という事は言葉なしにうつ病などという概念もあり得ないということになります。

　人間の気持ちと言われるものは言葉だけで出てくるものではありません。その人の置かれた状況文化的な背景がどうであるかというと事もとても大事であるというのは自明のことです。習慣、伝統、風習。そういう目に消えないものの影響を受けながら我々の心、気持ちは育まれていくのです。こういう文化的背景のことを英語ではmemeと言います。気持ちの形成にはmemeこそ最も根本的なものであるという事が、mindの研究の最先端の方が述べておられます。【図4-8】Memeとは遺伝的なあるい

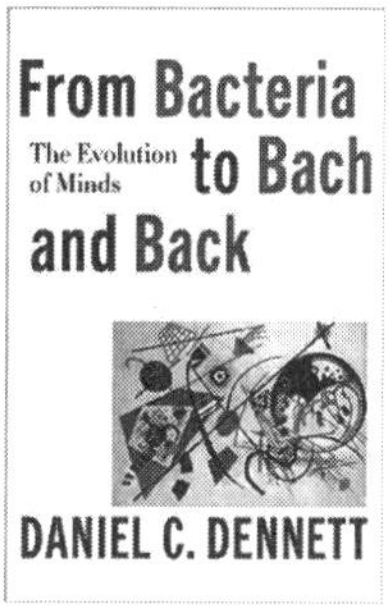

図4-8

引 用 元：https://en.wikipedia.org/wiki/From_Bacteria_to_Bach_and_Back

は生物学的な要素以外の文化的背景のことです。ですので、モノアミンの増減によって鬱状態になるなどという平板な捉え方は、こういう心の進化を調べている専門家からすると笑止であるという見方もできるのです。

　言葉によって気分は表現され表現されたことで、更に色々な感情が広がっていくものです。そういう気持ちの本当の本質を無視して、単なるセロトニン濃度により単純に気持ちが上がり下がりするなんて本当はナンセンスなことではないのかと私は思います。

　その上、脳脊髄液中のセロトニン濃度を測定した人はいないのです。

　科学の意匠を纏ったセロトニン仮説というものは実は単なる似非科学の一種だとすら考えられるのです。

　このように考えると厚労省の主唱する二つ目のドグマも間違っていると断ぜざるを得ません。第2のドグマも真か偽かで言えば偽と言わざるを得ないのです。

　3つ目のドグマ。モノアミンバランスの崩れは薬によって是正できる。だから精神科的疾患も風邪が治るように治すことができる。

　これが厚労省が早期受診を勧める1番の根拠になっていると思われます。

　もっとはっきりと厚労省の考え方の前提になっているのは、うつ病の発症メカニズムはついにはっきりと解明されたのだからその科学的根拠に基づいて治療しなければならないという考え方です。この考えはうつ病の発症メカニズムが本当に解明されているのなら全くその通りなのですが、うつ病の診断基準が曖昧である以上、発症メカニズムなんて解明されるはずも無いのです。

　ここでもう一つ、精神科的疾患と脳の関係の研究において、歴史上とても面白いエピソードをご紹介しましょう。

　1960年代同性愛は精神科的病気とされていました。

　そうして、精神科的病気は脳の病気とされていました。ということは、脳に直接なんらかの刺激を与えて、その病気を直そうとする精神科医が現れました。ヒースというアメリカの精神科医です。彼は、脳に電極を入れて、その刺激で

同性愛の若者を治療しようとしたのです。同性愛は病気であるという仮定です。そう決めていたということです。そして、それは脳の病気であるという仮説です。これも証明されているわけではありません。

　それでヒースは同性愛の若者を治療する実験を行いました。

　同性愛の若者の脳の奥の方に、電極を差し込みます。これは70代当時は未だ、とても危険な実験であったということです。しかし、ヒースは天才的な勘によって、脳の今では側坐核と言われている部分に電極を差し込んでいたということです。

　電極を差し込まれた若者をベッドに横にならせます。そうしてそこに下着姿の妙齢の女性を添い寝させるという実験をやりました。

　その様子をカーテンの上から沢山の医師が覗き込んで経過を見ます。この電極治療により若い男の、同性愛が治ったかどうかは、男性が妙齢の女性の下着に手をかけるかどうかで判別するという実験計画です。

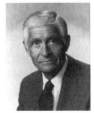

図4-9　ロバート　ガルブレイス　ヒース（1915-1999）

引用元：https://blogs.scientificamerican.com/cross-check/bizarre-brain-implant-experiment-sought-to-cure-homosexuality/

　この実験は今からみると倫理的にも実践的にもとんでもない計画だと思われるでしょう。ヒースは当時はとても先進的な精神科医としてもてはやされていましたが、今は精神科医の黒歴史としてほとんど知られていない方です。

　しかし、この実験と今の産業精神医学の中で行われていることとは考え方と

して同じことではないかと思います。

　人生の悩みも落ち込みや不眠があればすべてうつ病というのは仮定に過ぎません。同性愛は精神的病気であるという70年代までの仮定と同じです。それで両方とも脳の病気であるという仮説も同じです。ヒース先生は脳に電極を入れて若者の同性愛を直そうとしました。現在の産業精神科学の先生たちは、これをモノアミンバランスを制御することで直そうとしているのです。しかし、この仮説は証明されたわけでもなく仮説に過ぎないので失敗に終わることもあります。実際こういう仮定と仮説に基づいた壮大な実験を今、厚労省のメンタル対策として行っているのだという見方もできるのです。

　そして、日々、メンタル対策の面談を様々な企業でしている私からするとその壮大な実験は失敗であるということがだんだん明らかになりつつあるのだと思われます。

　職場で精神的不調に陥った人すべてを病気と断じ、モノアミン仮説に基づく薬物治療をしても職場のメンタル的公衆衛生はどんどん悪化しているのです。この事実を多くの方に知って頂く必要があると思います。

　モノアミン仮説というものが製薬会社の宣伝文句に過ぎないという話からするとこのドグマも正しくない事は明らかです。

　しかし、このドグマはあまりに広く広がり受け入れられているのです。

　ここでもう一つ例を挙げるようにします。

　薬を10年以上も飲み続けていてる人達の例です。

　その方達も職場の悩みから、精神科受診を勧められうつ病と直ちに診断され、一年くらい会社を休みました。それから10年間ずっと薬を飲んでいます。

　しかし、モノアミン仮説によれば薬はモノアミンのバランスを整える薬なのですから、それが是正されれば病気は治る筈です。しかし、病気は治らない。

　10年続いて薬を出されても休んだり会社に出たりを繰り返しているのです。

　こういう人たちを常に産業医面談の現場で見ていると、精神科的疾患はモノアミンバランスの崩れを是正することで、風邪のように治せるとはとても思えないのです。

　従って3つ目のドグマも、理論的にも経験的にも偽だということができます。

　こういう風に量産されるうつ病を「メンタル対策起因性うつ病」と名付ける

こともできるかもしれません。

　4つ目のドグマ。治療してもらうために出来るだけ早く精神科クリニックを受診するというドグマについて少し考察したいと考えます。

　産業精神医学の専門と称する先生方の講演会ではよく、外部の精神科の先生とよく連携して、職場のメンタルヘルス状態を改善していきましょうなどと言います。
　しかしこの実態についてはっきりさせておかないといけないことがあります。

　以前、私は産業医としてある精神科病院と連携して、精神的不調のある患者について密接に連絡を取り合うことにしたことがあります。
　その病院に五人の精神的不調を訴える社員も紹介しました。その結果、全員が、うつ病、適応障害、などと診断されました。
　半年後。その人達のうち復職できている人は一人もいません。一人は退職し四人が自宅療養中です。
　その中でもとりわけ印象に残っているひとりの社員について、書かせてもらいます。
　会社を欠勤している状態が続いている。そういう話で、面談に来たのは竹山君という32歳の社員でした。
　竹山君は面談に来てもほとんどしゃべりません。
　5分くらい雑談から始めようと色々言ってみましたが、なかなか反応がありません。
　一旦面談を打ち切った後一週間後に再び面談した時、彼は上司への不満を言い始めました。自分がこんなにきっちり難しい仕事をやっているのに全く評価してくれない。それでやる気をなくしている。あんな上司の職場には戻りたくないと静かに語るのでした。
　彼を提携の精神科に紹介したところ、直ちにうつ病の診断書が下され、3ヶ月の休みに入りました。
　私の考えでは、上司との話し合いが先だと思いましたが、診断書は初診で直

ちに出されました。産業医が精神科医の診断書を無視するわけには行きません。

　少し違和感はありましたが、精神科医の方針に従うことになりました。

　1ヶ月後、再び面談がありました。彼の態度はあまり変わっていません。若者らしく爽やかにしゃべるのではなく、訥々としゃべるような感じです。

　この1ヶ月どうですか。だいぶん静養できましたか。私は当たり障りのない質問から始めました。

　すると、彼は平気で次のように言ったのです。

　「はい。自動車学校にいっています。元気です。」

　普通の常識で考えて、うつ病で休んでいる人が自動車学校に行くというのは倫理的に

　道徳的にあり得ないことではないでしょうか。

　私はそう思いました。しかし、診断書が出ている以上彼を責めるわけにも行きません。精神科の診断書が水戸黄門の印籠なのです。

　そこで提携している桜台病院の先生に確認したのです。

　彼はうつ病の休職中に自動車学校に行ったと言っています。こういうことは道徳的にどうなんでしょうか。彼は本当に会社を休まないといけないほどの病態なのでしょうか。

　私は率直にそう聞きました。少し声に怒気を帯びていたかもしれません。

　しかし、桜台病院の院長は何も気にする風でもなく行ったのです。

　「それは。良かった。彼も元気になったもんですね。きっと薬が効いたんですよ。」

　元気になったらまずは会社に出社することが最初ではないでしょうか。しかし、彼の休職期間は未だ2ヶ月もあります。

　そして、これは後日談ですが、かれの休職期間はどんどん延長され、ついには一年と2ヶ月間彼は会社を休んでいたのです。その間も勿論給料は通常の給料です。彼は自動車学校に行った後も、家族と四国に旅行に行ったり、趣味のバイクで遠出したりして、うつ病での休暇を満喫したのでした。

　こういう実態が日常茶飯事として起こっているのが、今の、産業医学の現場で起こっていることです。こういうことが続けば、倫理や道徳が崩壊するのも

当然のことであると考えます。

　つい先日、キャリア入社の面談で29歳の男性と面談しました。

　彼は面談の最後でここの休職規定はどうなっていますか。と聞くのです。メンタル疾患で休んだ時、何年くらい休めますか。前の会社は2年だったし、多くの会社も2年だと思うのですがここも2年ですか。その2年間やっぱり有効に活用しないといけないので、予め聞いておこうと思って。

　などと聞く輩が出現しているのです。

　まるで作り話のような話が実際に起こっているのです。

　私は精神科の医師に出来るだけ早く診てもらうのは診断書を出来るだけ早く出してもらい、休職を出来るだけ早くさせることと同義だと思います。

　従って、この4つ目のドグマも職場のメンタルヘルスの向上には役立っていないどころか逆に害悪を及ぼしているとすら思えます。
　従って、この4つ目のドグマも偽だと結論したいと思います。

　以上で厚労省のメンタル対策の根幹である4つのケアの根本にある4つのドグマについてその真偽について考察してみました。
　結論はすべて、残念ながら偽であるという結論でした。

　数学や論理学を持ち出すまでもなく、偽の前提から出発した議論から正しい結論が導きだせるはずもありません。
　実際、私の産業医としての実感は現状の厚労省のやっているメンタルヘルス対策の結果、うつ病患者は激増するというパラドキシカルなことが起こり、社会の道徳は著しく蝕まれつつある結果となっていると思われます。間違った前提から始めた施策は非常に残念な結果しか得られていないのです。
　では、何故厚労省ともあろう日本の正式なお役所がこんな間違った前提のメンタル対策を始めてしまったのでしょうか。
　次章ではその理由について考えてみたいと思います。

メンタル対策の起源と限界

メンタル対策の起源と限界

　日本のメンタル対策というものが行われ始めたのは、第1章の冒頭でも書きましたが、20世紀の終わり頃からの話です。

　この時期、当時の労働省は労働省委託研究にて作業関連疾患（ストレス）について　委託事業

調査研究→職業性ストレス簡易調査票の開発

という研究をやっています。しかし、この研究は精神医学的な見方ではなく、東大の公衆衛生学教室に委託した研究です。

　しかし、職場のストレスがすなわち病気に繋がっているというやり方で、みているというのは作業関連疾患（ストレス）という問題の立て方からも明らかです。

　おそらく、ストレスによって、人間は病気になるという考え方が根底にはあるのだと思われます。

　一方で、当時精神科の方ではどういう考え方が広まっていたでしょうか。

　私が考えるところ、精神医学者の多くの先生は独立不羈の気質の先生が多く一つの考えに右に倣えというようなことはあまりなかったと思われます。

　私の恩師の中井久夫という先生は、統合失調症の大家と言われていましたが、私が学生時代うけた80年代の講義で、フランスの歴史学で当時台頭していた、アナール学派についてのお話をされていました。精神科医たるもの深い教養がなければならないのだと身をもって教えてくれていたような気がします。私自身は精神科医にはなりませんでしたが、多くの知人の精神科医は教養のとても深い人も沢山いらっしゃるのです。

　多くの精神科医に尊敬されている中井久夫先生はDSMやモノアミン仮説についてどのような見解を示しておられたか。その事がわかる文章があったので、少し引用させて頂きたいと思います。

精神医療は全体として、1980年の米国のDSM－IIIの発表とともに標準化に向かった。（中略）

　たしかに診断学、疾病学はすでに一つの危機にあった。1960年代はイギリスとアメリカ、フランスとドイツで、権威による同一患者についての比較診断がおこなわれ、イギリスでは鬱病とされるものがアメリカでは分裂病とされ、フランスの破瓜病がドイツでは妄想病と診断される確率が高いことが明らかとなった。1970年代には国連の下位機関である世界保健機構が、「分裂病国際予備研究」（IPSS）を行い伝統的診断への懐疑が強まった。（西欧精神医学背景史p226）

　この結果DSMというものができたのです。しかし、先にも述べたようにDSMで診断の精度が上がったわけでは本当は無かったのです。中井先生もそこまでのフォローはされておられません。

　もう一箇所、薬物療法についての中井先生の見解が書かれているところも引用しておきましょう。

　抗精神病薬は、いくつかの薬物の一時的喧伝にもかかわらず、最近二十年、革新的新薬を提供したといえず、進歩の多くは既存の薬物の使用法の熟達によって達成された（ある医療技術を医師が使いこなすためには二十年程度を要するとは私の一般的観察である）（西欧精神医学背景史　p227）

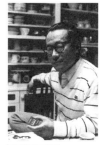

図5-1

中井久夫（1934年―）
神戸大学名誉教授
引用元：
https://1000ya.isis.
ne.jp/1546.html

　見事に薬物療法の本質を見抜いていていらっしゃると思いました。しかし、中井先生は非常に学究肌の人なので、この既存の薬物の熟達という事が実は製薬会社のマーケティングによって起こっている事だという指摘まではされていらっしゃらないのです。

　たまたま私自身が中井先生の謦咳に触れた経験がありますので、こういう風に引用しましたが、精神科の先生は

本当に多士済々という言葉が本当の意味で当てはまると思います。

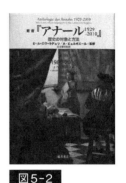

図5-2

藤原書店 2010年

　精神分析を極めようとしていた先生もいるでしょうし、ヤスパースの精神病理学を原書で読むのが当たり前の教室もあるでしょうし、ラカンに心酔して、フランスに居続けているような先生も沢山いらっしゃるのです。正に精神科の森はとても豊穣な多様性を持っていたと思われるのです。

　1990年代は未だメンタルクリニックもあまり沢山あるわけではなく、人生の普通の悩みで、精神科に行こうという人もいなかったのです。

　1975年。精神医学辞典ではうつ病は独立した疾病単位ではないと書かれています。

　2002年。京都のシンポジウムをきっかけに新しいうつ病概念が精神科医たちに宣伝され始めます。それはSSRIの発売がきっかけです。

　しかし、メンタル対策はその前から始まっているのです。

　では精神科の学問分野の中で、この職場のストレスによる精神的不調も精神科が引き受けますという考えはどこから来たのでしょうか。

　人々が、職場の悩みでもなんでも、メンタルクリニックに行くようになったのはどうしてなのでしょうか。
　それはいつ頃からのことなのでしょうか。

　そういう事を調べていく内にとても興味深い本に遭遇しました。1996年12月12日に発売された「メンタル・クリニックへ行こう!」という本です。慶応OB精神医療研究グループが著者となっています。メンバーは4人ですが全員慶應大

学医学部出身という事です。

この本の副題は、精神科医が見た、ビジネスマンの心の破滅15の危機というものです。

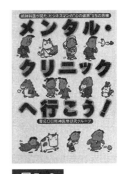

図5-3

芸神出版社 1996年

正に職場のストレスが重なると心の病気になり延いては心の破滅に至りますから注意してください。そうなる前にメンタルクリニックを受診してください。というメッセージが読み取れるのです。

そのはしがきを少し引用してみます。
　過度のストレスが、心に歪みを及ぼし、体に影響を与え、人間としての存立を危ぶませているのです。
　メンタルクリニックの門戸は広く特別のハードルはありません。人間であれば生きていく上で困ったり、考えたり悩んだりしない人はまずいないでしょう。
　悩んだ挙げ句に訪れ、医師と語り合いながら自分の考えや感受性を整理するところがメンタルクリニックなのです。

成る程とも思います。ここには人生の悩みはすなわち病気である。そしてそれはメンタルクリニックに行けば治せるのだというメッセージがはっきり見て取れます。

目次を見れば、人生の悩みすべてが恰も精神科に行けば解決するかのような事が書き綴られているのです。
　少し煩雑ですが列挙してみましょう。

第2章 ビジネスマンの心の破滅15の危機

1　残業が多く過労気味で発症
2　イヤな上司をきっかけに発症
3　人事異動で発症

4　テクノストレスで発症

5　上司に怒鳴られたことで発症

6　部下を注意したことで発症

7　上司とぶかの板挟み状態で発症

8　接待疲れで発症

9　コネ入社で発症

10　出世したことで発症

11　通勤ストレスで発症

12　左遷、解雇をきっかけに発症

13　社内不倫をきっかけに発症

14　マイホーム購入をきっかけに発症

15　家庭の問題で発症

　見事に当時のサラリーマンの悩みを列挙しています。そうして、それが元で病気になるというストーリーが貫徹されているのです。

　恰も人生の悩みはすべてうつ病の入り口であるかのような感じです。発症という言葉がすべての章で繰り返されているのです。

　これでは「うつ病患者」が莫大に増えるのは間違いありません。

　ところで医者の仕事ってなんでしょうか。苦しんでいる人を助けることだという人もいるし、病気の診断をして、それを治療するのが医者の役目だという人もいるでしょう。

　この時慶応OB精神医療研究グループの精神科医たちはどういう意図でこの本を書いたのでしょうか。それは、こういう悩みでも精神科にきても何もおかしなことは無いのですよ。という啓蒙の本です。そして精神科に来ればこんな悩みは解決するのだという事を宣伝していることでもあるのです。しかし、当時の精神科に於いてあるいは今の精神科においてもこういう悩みを解決する方法を持ち合わせているでしょうか。人生の悩みはそれ自身として解決していくしか残念ながらないし、それが人生というものではないでしょうか。しかし、そういう常識とは離れて、このグループの先生方は、精神科に行けば悩みが治せ

るような主張を展開しているように見えるのです

　このグループの問題意識と、厚労省のメンタル対策の根本理念はそっくりというか瓜二つと考えられます。

　精神科の先生の考え方がすべて同じなら厚労省のメンタル対策は精神科の専門の意見を参考にして作られたと言えるかもしれません。人生の悩みはすべて精神科疾患の入り口であるから精神科に行って直してもらうべきである。こういう考えが当時から殆どすべての精神科医が信じていたのでしょうか。もちろん違います。精神科の先生の考え方がすべてこの考え方一色であった訳ではもちろんありません。精神科の世界にはとても豊穣な知的な世界があるのです。

　こういう人生の悩みをすべて病気として捉える捉え方は、DSMとモノアミン仮説を無条件に信奉している一部の精神科医が主張しているのに過ぎないとも言えるのです。

　例えば正常と異常を区別しないといけないという精神病理学の先生の文章を引用してみましょう。

　「われわれがいつも問題にしているのは、健康か病気かということであるが、精神の健康とは何かが、なかなか決めにくい、」

　（「正常と異常の間」加藤正明著 昭和41年 筑摩書房刊）

　こういうように伝統的に精神科の医師は、正常と異常を区別することに常に悩んでいたといってもいいでしょう。

　ところが現在ではDSMにより正常と異常を区別しようという動機を精神科医は持たなくても良くなったかのようです。

　こういう人生の悩みをすべて、病気として捉えても、実際は何も解決しない例が世の中に溢れるようになっているのです。厚労省が主導するメンタル対策という事をやって仕事上の悩みはなんでも原因を問わず、病気として取り扱うという事にした結果、職場のメンタルヘルス の公衆衛生状態は向上するどころか、患者とされた人がどんどん積み上がっていくだけなのです。また、そういう精神科医達の考え方が、世の中の道徳を破壊してしまっているのです。

　彼らは真実でない事を宣伝するためにこういう本を書いたのでしょうか。いえべつに彼らに悪意があったわけではないでしょう。彼らは本当にそうだと信

じてこういう本を書いたのです。そして多分今でもこのストーリーが正しいと信じている精神科医も多くいるのだとおもいます。しかし、普通に考えて、当時の精神科にも今の精神科にも人生の悩みを解決できる様な薬は何もないのです。精神科に行っても単なる人生の悩みを解決することはできないのです。そういう誰が考えても当然わかる事を、恰もそうではない様なフリをして、精神科に行けばなんでも解決できる様な宣伝をする様な事はとても残念な事だと思います。そういう事を未だ信じている方が多いというのもとても残念な事です。もう一度虚心坦懐に、精神科医療で人生の悩みが解決できるのか真剣に考えて欲しいと思うところです。

　歴史の流れの中で、1990年代にどういう考え方が広まった時期だったでしょうか。まず、勿論人権意識というものが当然の前提であるという考えが広がりました。その中の一つとして、精神科的な病にかかっていると言われている人への偏見はなくさなければいけないという事が言われるようになります。

　そうして、今までうつ病は非常に珍しい病気だとされてきたが、それは、きちんと診断してこなかったからあんまり見つからなかったんだということになります。

　本当はよく調べてみるとうつ病という病気はそんなに珍しい病気ではなく一生の間に、15パーセントくらいの人が必ずなる病気なのである。という風な論調が出てきたのです。疫学調査をしたらそういう結果が出たという記事も沢山出されます。

　こういう疫学調査はアメリカでまずそういうことがやられました。それに対する批判やいかがわしさを指摘する論調もアメリカの精神科医の中では多くあったということです。

　しかし日本でもそういう事の尻馬に乗るようにうつ病の疫学調査をやったなんて言い出す精神科の先生がでてくるのです。

　一生にある人がある精神病にかかる確率とはどのように測定できるのでしょう。そういう神がかり的な方法を私も是非教えて欲しいとおもいます。

　また、この疫学調査について大事な事が言及されていません。一番大事なのはうつ病というものがどういうものであるかという定義をはっきりさせていな

いという事です。この疫学調査と言ったって何を以ってうつ病を発症したというのか。定義が全くいい加減なものでしかありません。

　せいぜい、DSM流の患者の症状の寄せ集めでうつ病という診断をつけるという事にしたら、うつ病患者が沢山出るようになりました。というのが真実なのに、そういう真実については全く触れられていないのです。

　人生の落ち込みでもなんでも、原因を問わずいくつかの症状と言われるものが集まればそれはうつ病だと定義するという方法を導入するなどと誰か精神医学会の会長のような人が記者会見で発表したことがあるでしょうか。責任者がテレビにでて説明したことがあるでしょうか。そういう事がニュースになったことは一度もないのです。

　ということは精神科医の中だけでこんなに大きな変更を世間に知らせることもせずこっそり決めてしまったという見方もできるのではないでしょうか。

　ある日突然、患者の症状だけで原因を問わずうつ病という診断にしていいという事を受け入れることにしたのです。

　しかし、それはDSMがそうしているというだけであって、そういう方法が正しいかどうか本当は吟味されていないのです。その吟味が外から見れば一番大事だと思うのですが、そういう事が吟味された形跡は残念ながら見つかりません。

　その結果こういう人生の悩みでもなんでも落ち込めばそれは病気ですというプロパガンダが盛んになるのです。

　「メンタルクリニックへ行こう！」というこの本は正にそういう宣伝の代表的な一冊なのです。

　この本の中身を見ていくと今から見ると驚くべき事が書かれています。

　p179には非科学療法では、心の病は死ぬまで治らないと書かれています。

　そうして、科学的療法とは精神分析的療法とか、薬物療法とかいう結論です。

　しかし、精神分析療法は、戦後アメリカで流行し散々やられ続けてきたわけですが、その効果はほとんど無くアメリカでは当時既に廃れてしまっている物です。フロイトの精神分析学は科学的根拠がないというのが現在のそして当時でもそういう事が共通認識になっていました。また、実際に当時のあるいは現

在の精神科のやっている薬物療法ほど本当は非科学的なものは無いのです。そのことは第7章で詳しく説明することにしましょう。

　もう一つ、薬物治療に対するとても楽観的な記述が書かれているのです。この本が発売された当時は未だ、SSRIは発売されていません。SSRIは従来の薬に比べて格段に安全性が高まったという宣伝でこれだけ広がっているのです。
　この本の出された時は未だその従来の薬の時代です。未だ安全性が高まっていない状態だとも言えます。ですから少し副作用が出ますと書かれていると思うとそうでは無いのです。
　p228〜229には次のように書かれています。

　薬を使うと「ただ、心を麻痺させるだけの気休めに違いない」とか「性格をへんかさせてしまうのではないか」とか、「常用すると、麻薬中毒のように、廃人になってしまうのではないか」という疑いを持ってしまうようです。
　しかし、現在、私たち精神科医が用いる薬は、そのような危険が極めて少ないものばかりです。勿論、まったく無害というわけではありません。薬への感受性は個人差が大きく運悪く副作用をこうむる人もいます。しかし、その程度は、危惧するほどのものではありません。

　どうでしょう。この私たち精神科医が用いる薬は、という言い草はどうでしょう。トレーニングされた専門家だけが分かるという意味合いが含まれていると思います。専門家以外は口を出してもわからないだろうと言っているようにも聞こえます。専門家が副作用は少ないと断言しているんだ。だから心配するような副作用なんて起こるはずがないんだと宣言しているようにも聞こえます。しかしこの時期の薬は今から見ると凄く副作用の大きい薬ばかり使われていたという評価になっています。精神科の専門家が言っていることを信用できないと思う人が出てきても、あながちおかしなこととも言えないと思うのです。

　ところで、今から考えると1990年代半ばに出されたこの慶応OB精神医療研究グループの本はすごく先進的だったと言えます。20年後の今、彼らの主張はすべて実現しているのです。どんな職場の悩みでもそれはうつ病の初期症状か

もしれないから、できるだけ早く精神科クリニックへ行きましょう。正に題名通りメンタルクリニックへ行こうというメッセージをその本は社会に広めようとしたのです。その目論見通り、今の日本社会は、うつ病ブームの真っ只中にいることになるのです。

こういう風に見ていくと、厚労省のメンタル対策と彼らの主張はまったく一致しているのです。厚労省のメンタル対策とはこのDSM流の患者の言いなりで人生のどんな悩みでも病気かあるいは病気の入り口としてみるという診断学。そうしてそれは薬で簡単に治るのであるというモノアミン仮説に基づいた治療学。この考え方が貫徹されているのです。

そして、そういうやり方が、最新最善の治療であり。そのことはよく勉強した精神科医だけが知っているという考え方です。心の専門家だけがそういう事を日頃研究しよく知っているのです。専門家以外の人間は口を出すべきではありません。

そういう専門知識を一般社会に啓蒙するのが産業医にも要請されているメンタルヘルス教育というものなのです。

こうやって、常識はずれの診断書が量産され、常識はずれの行動をする若者が激増するという実態に近づいていくのです。

こういうメンタル対策をやっていった結果、今の若者たちの間にどういう価値観や常識が広まっていっているかということについては次章で再び具体例を挙げながら説明していきたいと思います。

しかし、精神科はもっと多様な価値観に満たされたところであったはずです。

いつのまにか、この人生の悩みとほんとうの病気を区別せずすべてを病気と定義する。そうして、病気である以上、モノアミンバランスが狂っている。狂っている以上是正すれば簡単に治せる病気である。

簡単に治せる以上出来るだけ早く精神科医行くべきである。

慶応OB精神医療研究グループが主唱したこの考えは今では当たり前のものとなり厚労省のメンタル対策もこの考えに則って行われているのです。

こういう考え方の広がりに効果のあった、もう一つの典型的な例を挙げてみ

ましょう。

　それはサイコドクターという日本テレビ制作
のテレビ番組です。

　この番組の第6話に職場のストレスはすべて、
病気であり薬で治すことが治すことが出来る病
気であるという話が出てくるのです。

　この番組の粗筋を少し追ってみましょう。

　2002年のドラマです。原作の漫画は1995年か
ら2003年までモーニングに連載されています。ち
ょうどこの時期、DSM流の精神科診断学は精神
科のクリニックでも広まり始めた時期と言えるでしょう。

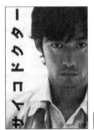

図5-4

引用元：https://www.amazon.
co.jp/サイコドクター-DVD-BOX-
竹野内豊/dp/B0000830F1

　このドラマ第6話では竹野内豊演じる精神科医が主人公です。石橋凌演じる
銀行に勤める人事課長は上から行員をクビにするよう、強く求められます。1
人の行員はクビにされる事を苦にして、精神科を受診したらうつ病だと診断さ
れています。

　石橋凌は古い内科の病院で診てもらっています。そうして、会社に行けない
事を相談するともっと頑張りなさいと言われるのです。

　それでますます行けなくなってしまいます。それで、パジャマを着て家で寝
ているのです。

　次に竹野内豊の演じる若い精神科医に見てもらいにいきます。薬を処方して
くれそうでしたが、断ります。

　もう一度石橋凌は古い内科病院に行きます。

　私はうつ病でしょうか。

　うつ病なんてものはね気の持ちようなんだよ。そんな病気、病気としては証
明されていないんでね。医学的にはね。

　そうなんですか。精神科の医者は薬で治るっていってくれたんですが。

　そんな魔法の薬はないんだよ。あれだったら、私が、カウンセリングとハー
ブ療法をやってあげてもいいけどね。自費で10回15万円でどうだね。

　いえ、結構です。

石橋凌は帰っていき、もう一度竹野内豊に見てもらいます。内科でこんな事を言われました。

　竹野内豊精神科医は激昂します。そうして古い内科医院に乗り込むのです。

　あなたはうつ病の最新研究成果も知らずに、患者さんに嘘ばっかり言っているね。もっと勉強してください。それでなければ医師免許返納してください。

　竹野内豊はそういう風に内科医を罵るのでした。

　石橋凌銀行員は竹野内豊精神科医の処方された薬のおかげで少し良くなるのですが、回復期に自殺を図ろうとします。

　しかし、南果歩演じる奥さんと竹野内豊精神科医に河原で見つけてもらって事なきを得ます。

　やっぱり竹野内豊精神科医に見てもらってよかったと夫婦2人で言い合うところでドラマは終わるのです。

　正に最新のうつ病概念と薬物治療をすればすべてがバラ色である。しかしそういう新しい事を知らない古い内科医はまったく役立たないという考え方でこのドラマは描かれているのです。

　こういうプロパガンダドラマも当時は放送されていたのです。

　こうして、うつ病は誰でもなる病気だし、薬によって簡単に治せるのだという考え方が世の中に受け入れられるようになっていったのです。

　しかし、ここで医者や医学生の立場からすると少しこういう考え方の広がりには違和感を感じます。なぜなら、正式な医学教育の中で、うつ病がセロトニンの不足により起こるというような教育は一切なされていないからです。また、セロトニンのバランスを整える薬でうつ病が風邪のように簡単に治るのだということも習いません。

　なぜ、医学教育の中でそういうことが教育されていないかというとそれはそういうDSM流の診断学とモノアミン仮説による治療学とは単なる一つの考え

方に過ぎないからであって、本当の科学的真実として証明されたわけでは無いからだと思います。

慶應大学OBグループや、厚労省のメンタル対策の根元になっている考え方は精神科の中でも一つの考え方に過ぎないのです。

にも拘わらず、それが精神科におけるたった一つの真実であるかのようの取り扱いをされているところは大変問題がある点だと思います。

前の章でも述べましたが、「うつの舞台」とか「うつの構造」という本に出てくるうつ病の概念はこんな簡単なものではありません。専門家の間でも意見が違うし、歴史上一回としてうつ病とは何かと定義できたことは無いと書かれているのです。

しかし、産業精神医学の中で私が出会う精神科の先生の診断書は人生の悩みをすべて、うつ病として捉える単純な見方の診断書ばかりなのです。

こういう事を20年続けた結果、どういう事態に立ち至っているかということが次章のテーマです。

私が第2章の冒頭で挙げたような例や北中先生の症例を第3章でとりあげましたが、安易なDSM流の診断をやった結果が、実は問題は何も解決せず、患者は副作用に苦しみ、極端な場合廃人のようになってしまうのです。

しかも統計学的にも明らかなように、こういう治療しても治る人は少なく毎年毎年うつ病患者の数は増え続けているのです。

こう考えると、竹野内豊精神科医は古い年寄りの内科医を勉強不足だ医師免許返上してください。と罵りますが、実際は、竹野内豊精神科医の方こそ勉強不足で豊穣な精神科の広がりを知らないのだと私には感じられるのでした。

しかし、産、官、学挙げての強力なキャンペーンのおかげで2020年になろうとする現在、慶應大学グループOBの先生方が書いた、メンタルクリニックに行こうという運動はそんな事をしなくても普通に行われるようになりました。

鬱は誰でもなる心の風邪で、発症メカニズムもわかっていて、早期発見早期治療が一番だという考え方です。

厚労省の推奨する正しいメンタル対策の考えの根幹をなす考え方です。

しかし、第2章で述べたように、実際に産業医学の現場で起こっていること

は惨憺たる結果なのです。

　また、第4章で述べたように、それは間違った前提から行われている事なのです。

　そして、この章では、その間違った前提の起源を探りました。

　その起源とは、慶應大学OBグループの主唱するメンタルクリニックへ行こうという運動やサイコドクターというドラマに象徴される、うつ病という病気は当たり前の病気であるというプロパガンダの考え方です。

　こういう考え方は製薬会社のプロモーションとも一致するし、精神科医というものの地位を向上させようとする、精神科の先生との利害も一致するでしょう。こういう事でメンタル対策するという事で厚労省のお役人も予算どりする大義名分ができるのです。こういう考え方を広めることにブレーキをかける人はいません。

　とても専門的に高度な話だということで、専門家と称する、産業医学の偉い先生たちの話に異議を差し挟める人はいません。

　その結果、科学的には全く信用できない色々な前提が恰も真実であるかのように見做されそういう前提で様々な施策が行われていっているのです。

　今、その結果、様々な不都合が起こっていることを多くの人に知って頂くことが必要なのです。

　人生の悩みはすべてうつ病であるというような考え方はきっと精神科の一部の先生の物だと思われます。しかしそれが今は完全に主流となってしまっていて、他の先生の考え方は脇に押しやられているように見えます。

　しかし、精神医学という学問には色々な考え方があるのです。第3章でも書いたようにうつ病の最高の専門の先生は、うつ病概念はまったく確立されていないと言っているし、北中先生は安易なうつ病診断の結果看護師さんの人生が危うく狂うところであったと書かれています。

　私の産業医の経験でもこういう人生の悩みをすべて病気だとする安直な方法はメンタルヘルスの向上にまったく役に立たないと思います。

次の章ではこういう安直な診断書の量産の結果。特に若い世代の間でどういう実態が起こっているかという事についてもう一度具体例を挙げて書いていきたいと思います。

第6章

20年間の精神科早期受診勧奨運動の結果
進行している事態

20年間の精神科早期受診勧奨運動の結果
進行している事態

　ここまでの章で、厚労省のメンタル対策の歴史と現状を見た上でその理想的なストーリーを見ました。産業医大のビデオにも日本テレビのドラマにもそのストーリーの理想像が描かれているのです。

　この理想的ストーリーはしかし精神医学の中の一つの考え方にしか過ぎません。そうしてそういう理想的ストーリーは実際には、ほとんど起こることもなく、実際はうつ病は簡単には治らないし、むしろ副作用に苦しんだり、うつ病というレッテルを貼られて本人も周りも苦しむ事になるのです。なぜそうなるかといえば、厚労省や慶應大学OBグループの主張しているうつ病モデル自体にその根拠となる科学性が実はとても乏しいからだと考えられます。

　その、科学性についての話は次章に譲るとして、この章では、実際に起こっていることについて書いていきたいと思います。

　こういうメンタル対策を始めた頃はそれでもやはり、うつ病などと診断される人たちは、とても大きな人生の悩みや状況の変化のあった人たちばかりであったと思われます。

　自動車修理の仕事をしていた赤山君も、世界的大企業に吸収されて、静岡で一人暮らしを始めたことが原因でした。北中先生の引用された症例も、看護師として色々忙しかったことが原因です。

　しかし、こういう風に単なる人生の悩みで、病気だとされる風潮が広がると、今までとは違う、別の訴えで、うつ病だと診断され、会社を休む人が出てくるのです。

　これも私が実際に経験した例でお話しします。

　この方はある外資系企業の人事担当の方です。43歳の女性。富田さんという方です。富田さんは人事担当者として、メンタル教育もたっぷり受けているし、うつ病で休んでいる人たちの診断書や、体調について情報を集める事をずっと

やっていました。

　去年の4月に人事課長の交代がありました。その男性とは以前からそりが合わなかったのですが、同じ部署で上司として働かないといけないことになりました。

　富田さんはそのことが気に入りません。

　何とかこの人事課長をやり込めてやろうと思いました。

　それで、メンタル対策のやり方を使おうと思ったのです。

　一度、課長に些細なことで注意されたことがあった事を思い出しました。

　富田さんは思いついたのです。そうだ。あの時の注意で心が傷ついて、会社に来られなくなったといえば、会社を休みながら給料をもらえるし、あの課長をギャフンと言わせる事だってできるのだ。

　人事担当者で、メンタル教育もたっぷり受けているので、富田さんはすぐにそう考えたのです。精神科医の診断書は会社の中では水戸黄門の印籠であることとは熟知していましたから。そう思い立った日の翌日の月曜日。富田さんは朝一で会社に電話しました。

第6章

　体調不良で会社に行けません。

　そう電話した後、富田さんはすぐに通勤途中のターミナル駅のとなりの駅にある駅前のメンタルクリニックを受診したのです。

　富田さんは言いました。この間、新しい課長からひどい叱責を受けました。人格否定をされるような発言をされてひどく傷ついています。

　会社の事を考えるだけで動悸がし、会社のある駅に降りるだけで冷や汗が出ます。

　富田さんはかなり大袈裟に叱責されたときのことや、自分の症状の事を訴えました。

　でも、そこで長年クリニックをやっている神田先生は、すぐに簡単に診断してくれました。

　「それは間違いなく鬱状態、適応障害です。診断書を書きましょう。薬も3種類出しておきます。」

でも富田さんは薬の副作用のことなど、実際にうつ病で休んでいる人を見て、その副作用についての危惧を凄く持っていたので、言ったのです。

「先生。ありがとうございます。でも、薬はいいんです。私が欲しいのは診断書だけですから。」

　富田さんはそれでしばらく休むことになりました。しかし、もう、あの課長のところで仕事する気はありません。
　このまま会社をやめてしまおうと思いました。
　しかし、ただ辞めるのもバカみたいなので、弁護士に相談することにしました。
　外資系の勤務実態にメスを入れるという信念を持った弁護士の先生です。安田弁護士に相談しました。パワハラを受けて会社を辞めることになりそうです。
　明らかに会社が原因で私はこんな病気になってしまったのです。なんとか私の例を労災認定してもらって、会社から賠償金を勝ち取る事ができるでしょうか。
　富田さんがそう言うと安田弁護士の目はとても輝いたように見えました。
「富田さん。私はそう言う人権侵害が許せないのです。絶対勝てますよ。私に任せてください。これ以降は会社には私が窓口になります。富田さんは会社と直接コンタクトはとらないでください。」

　こうして、富田さんの企みは大成功したのです。富田さんはメンタル対策について熟知していますから、どうしたら、合法的に休みながら給料をもらえるか、或いはどうしたら、会社を困らせる事が出来るかという事が細かいところまでよくわかるのです。何故なら、富田さんはメンタル対策のスペシャリストとして長年人事課で勤めていたからです。毎年のように同じ話を聞かされていれば、メンタル対策の仕組みもよく理解できています。
　富田さんはその知識のおかげで、楽々と休み、給料をもらい、嫌な課長をギャフンと言わせながら、次の転職活動をする事が出来るようになったのです。

　実際のこう言う事例をみて、多くの人はどう思うでしょうか。私はモラルハ

ザードここに極まれりと思います。

　実際問題として、メンタル対策ということを逆用して、そういう制度がある以上それを使わないと損であるというような考えが出現しているのです。

　メンタル疾患により休める期間は多くの企業では約2年間です。2年間休みながら給料をもらう事が出来るのです。
　こういう制度を使わない手はないという価値観が広がってしまっているのです。

　それはそうでしょう。20年間単なる人生の悩みでも何でもうつ病だと診断し続け、治りもしないうつ病患者がどんどん積み上がっているのです。

　単なる人生の悩みをすべて病気だと診断していくやり方の誤りがこういう結果をもたらしているのです。

　もう1人、機械的な診断で本人のことを考えることのなしにしかし、メンタル対策に忠実に従った結果とても不幸な状態に陥ってしまった人の事を書いておきたいと思います。
　彼女は、36歳の女性です。名前は斜木さんというちょっと変わった苗字です。ナナメキと読みます。彼女は実家が都内のとても高級な場所にあって、従業員が2万人以上もいる企業に勤めていたのです。
　彼女から、久しぶりに私に直接電話があったのです。
　先生。確か産業医をしていらっしゃいましたよね。私、今は企業に勤めているんですけれど、ちょっと先生に相談したいことがあるのです。
　彼女と最後にあったのは6年前くらいです。
　その後彼女は結婚し、子供が今は5歳になっているということです。
　しかし、彼女は、大企業に勤務しているということです。そこで、昇進試験に落ちてしまっのです。昇進試験に落ちた後彼女はとても落ち込みました。それで会社に行きたくないと思ったという事です。こういう事は誰にでも起こる事だと思います。

それで、2日だけ無断欠勤してしまいました。その会社に入って7年目で初めての事でした。

　3日目に気分を立て直して会社に行きました。やっともう一度気分を立て直して頑張ろうと思って会社に行ったのです。すると、すぐに産業医から呼ばれたのです。

　産業医はどうして無断欠勤したのだと聞きました。彼女は昇進試験に落ちた事を言いました。それで、会社に来たくなくなったのです。彼女はそう答えました。

　しかし、その大企業の産業医の先生は、原因はともかくとして、と産業医ガイド載っている通りに話し始めました。原因はともかくとして、君の無断欠勤はうつ病の初期症状の可能性が高いんですよ。私が精神科医を紹介しますから、出来るだけ早く行ってください。

　彼女は翌日産業医の紹介状を持って会社の近くのメンタルクリニックに行きました。

　その先生は、山口先生という先生でした。ホームページによると、都内の精神科の助教授までした先生らしいです。

　彼女は、昇進試験に落ちたことが原因で、会社を休んでしまったけどもう大丈夫です。今日から頑張ってまた働こうと思っています。と答えました。

　でも山口先生は、原因はなんであろうとあなたはうつ病の可能性があるからまずは薬を飲んだ方がいいといいました。それでレクサプロという薬とリーゼという薬とベルソムラという薬を飲むことになりました。

　薬を飲み始めてなんだか次の日も眠いし熟睡感が全くなくなりました。

　先生は熟睡感はないのはうつ病の症状だと言い、マイスリーという薬を増やしてくれました。

　それでもますます、熟睡感はなく昼間ぼうっとしてしまうのです。

　会社でも仕事もうまくいかなくなりました。同僚からちょっとおかしいよ最近と言われるようになりました。8月になりました。昇進試験に落ちて、精神科に行き始めたのは1月です。でも精神科の薬を飲んでも一向に良くならないばかりか、睡眠状態は悪くなるばかりで、仕事の失敗も増えるばかりでした。

　そういうことが続くので、転職したいと精神科医に相談しました。山口先生は嫌なところにいつまでもいる必要はない。転職できればすればいいじゃない

ですかとおっしょいました。

　斜木さんは、会社の知り合いで別の大企業の執行役員の人を紹介してもらい、ある別の大企業に就職したのです。

　そこに転職したのは9月の事です。最初の二週間は研修期間でした。三週間目。いきなり、実務をやらされました。その実務は海外の企業に商品のどれだけ収めるべきかを判断し、それを実際にメールする役目でした。ところが斜木さんは小学生の頃から、算数がとても苦手でした。前の会社では英語が堪能な事を利用して、会議の通訳や海外とのメールのやり取りをやっていたのです。今回の仕事は数字を使わないとできません。

　こんな仕事できるはずがない。斜木さんはそう思い、なんと入社三週間目に会社を休むようになりました。

　会社の担当の人がきて喫茶店で話をしました。私は数字を扱う仕事は想定していなかったんです。こんな仕事はできません。

　会社の担当者にはそういいました。そのあと山口先生に相談しました。

　山口先生はなぜ、新しい会社がダメなんだ。と少し苛立った様子でいいました。

　私、このままでは死にたくなるくらいです。そう言いました。

　そうすると山口先生は急に入院を勧めてきたのです。それで斜木さんは入院する事になりました。

　1ヶ月入院した後、復職したいと思いました。その入院期間中に心理検査をやったところ斜木さんは発達障害だと診断されました。それが原因かどうか山口先生は復職の診断書を出してくれません。

　斜木さんは懇願しました。このまま復職しなければ、未だ試用期間なのでクビになります。そうすると子供を育てられません。

　でも、山口先生は言うのです。それだったら生活保護をもらえばいいじゃないですか。

　でも、斜木さんの子供は私立の小学校に通い始めているのです。

　生活保護をもらうか、子供を公立に行かせるか。どちらかしか無いのです。

　切羽詰まった、斜木さんは私に相談してきたのです。

　こうして、メンタル対策によってひとりの人生がめちゃくちゃになってしまっているのです。誠実にメンタル対策と言う事を実践した結果です。

昇進試験に落ちて落ち込むことは当たり前でしょう。その事による無断欠勤だけで精神科に行かせる必要があったでしょうか。

　精神科の医者も無断欠勤しただけを持って抗うつ薬を投与する必要があったでしょうか。この薬の投与により、明らかに睡眠は阻害されそれで仕事もうまく行かなくなり、その結果退職しようと思ってしまったのです。

　転職を勧めた精神科医は斜木さんの事情を全く考慮せず機械的に精神病院に入院させた上、あろう事か馘首になったら生活保護を受けたらいいなどと言い募っているのです。

　メンタル対策が貫徹された結果斜木さんの人生はドンドンどん底に落ちて言っているのです。

　精神科の医者はそれは病気のせいだと言うでしょう。しかし、私はそれは機械的なメンタル対策なるのものせいだと思うのです。安易なうつ病という診断と薬の副作用が諸悪の根源だと思います。

　正に、日本はうつ病ブームの真っ只中にいるのです。

　うつ病ブームというものが1990年代の半ば以降作られたと言ってもいいと思います。

　それは意図的なものかはわかりません。

　しかし1975年の精神医学大辞典にはうつ病というようなものは疾患単位としては存在しないとはっきりと書かれているのです。

　しかし、1990年代の半ばに出された「メンタルクリニックに行こうと」いう本では人生の悩みがすべてうつ病につながると書かれています。

　そしてこの考えと厚労省が推奨するメンタル対策のうつ病という概念はほとんど同じなのです。

　ただ、ここで、もう一度述べると、2013年と2018年に出版された最新のうつ病研究の最先端の人が集まって、書かれた本である「うつの舞台」とか「うつの構造」とかいう本に書かれている内容を読めばうつ病概念は専門家の間でもはっきり確立されたものはないという事なんです。

　この乖離はどこから来るのでしょうか。1990年代以降、うつ病というものは、患者の症状だけで定義して良いというDSM流の考え方からきているのは間違

いありません。

　そこには正常と異常を区別するというモチベーションは全く必要無いのです。

　DSMができたきっかけとなるローゼンハンの実験をもう一度思い出してみてください。サイエンスに発表されたこの論文では、アメリカのどの有名な病院も精神分裂病患者の本物と偽物を区別する事ができなかったのです。

　この実験に対する批判をかわすためにDSMでは共通の言葉で、誰でも同じように診断できますということでDSMを制定したのです。

　ところがよく考えてみると、DSMによる診断では患者のいう事がすべてなのですから、本物と偽物の患者を区別する必要がなくなってしまっているのです。

　患者が落ち込んでいるとか寝られませんとか言えば、自動的に彼らはうつ病だと診断していいことになっているのです。

　しかも、最近では、うつ病だと診断して会社を休みたいと思って精神科に来る人は予めネット等で予習して症状を問診票に書くようになったのです。

　すなわち、何もやる気がしない、朝起きられない、何をするのも楽しくない、寝られない。体調不良で体が痛い、会社の近くに行くとドキドキする。

　こういう典型的な症状をセリフを覚えてきたような調子で言うのです。とても苦しくてしょうがないと言うような感じはしない場合も多いと言うことです。

　しかし、DSMにより診断すれば彼らは重度のうつ病なのです。

　そして、診断書が出され投薬が始まり、彼らのうつ病人生が始まっていくのです。

　こう言うことを20年続けてきた結果が、うつ病患者の積み上がりと、道徳や倫理感の根本的な破壊なのです。

　なぜ、こうなったのか。

　それは厚労省や慶応OBグループが主導して演出された、新しいうつ病概念、

正しいメンタル知識と言うものが根本的に間違っているからだと私は思います。

　その概念は精神科の考え方の一部にしか過ぎないと考えます。

　DSMで簡単に診断。病名を付ける。その病名である以上モノアミンバランスの崩れが起きている。モノアミンバランスの崩れが起きている以上それを是正する必要がある。それを是正する薬を専門家である精神科医が処方する。そうすればうつ病なんて心の風邪なのだからすぐに治るのである。

　これが厚労省のメンタル対策の根幹にある考え方です。

　この考え方はしかし、最新のうつ病の専門書には全くそういう記述はありません。うつは心の風邪という言説はうつ病専門家の人達は全く否定します。そんな単純なものではないと本当のうつ病患者も言っています。

　こういう風に考えると厚労省や慶応OBグループが主張する、うつ病概念は実際は、精神科の中でも主流の考えではないとも言えます。

　ある意味精神科の中の一つの流派に、厚労省のメンタル対策は乗っ取られ、壟断されているとも言えると思います。

　ですので、真のメンタル対策をする為には、もっとほんとうに正しいうつ病の概念に基づいた対策をしないとダメなのだと考えられます。

　では、本当に科学的に正しいメンタル対策とは何なのか、次章ではうつ病概念の科学性を検証し、本当に科学的なメンタル対策の展望を考えて行くことにしたいと思います。

真の科学的メンタル対策とは何か

真の科学的メンタル対策とは何か

　前章までで、厚労省のメンタル対策と言うものが具体的にはどう言うもので
あるか。その事を20年間やってきた結果どう言うことが起こっているかと言う
事について、詳しく書いてきました。

　結論としては、厚労省のメンタル対策をやってきた結果、うつ病患者はドン
ドン増え、社会の道徳はドンドン蝕まれている結果になっているという結論で
す。

　厚労省のホームページには今までの具体的な政府の健康対策の実績が載って
います。

　例えば、コレラの発症は明治時代に20年くらいで激減させています。

　結核も同様です。戦後20年くらいで、結核は国民病で誰でもなる病気から、
体力のない、人たちのなる病気になったのです。コレラ対策や結核対策の結果
これらの病気を激減させることができたのです。これが公衆衛生の向上と言う
ものです。2019年の梅毒もそうです。患者が増えて困ったと厚労省はいってい
ます。ところがなぜうつ病患者が増えて困ると厚労省は言わないのでしょうか。
減らす努力をどうしてしないのでしょうか。

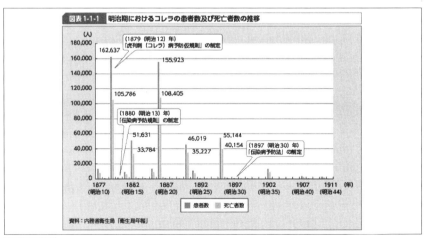

図7-1　引用元：https://www.mhlw.go.jp/wp/hakusyo/kousei/14/backdata/1-1-1-01.html

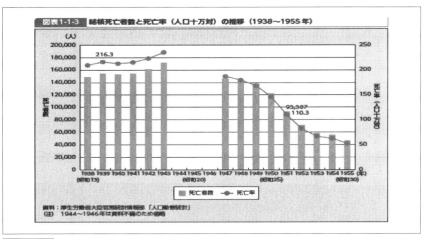

図7-2 引用元：https://www.mhlw.go.jp/bunya/kenkou/kekkaku-kansenshou03/dl/12sankou.pdf

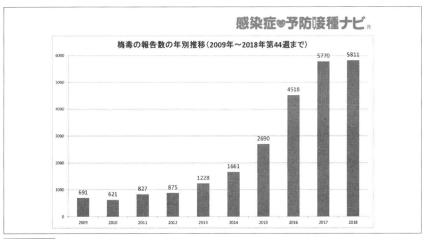

図7-3 引用元：https://kansensho.jp/images/article/IE00000308_01.jpg

　ここで公衆衛生の向上ということがどういうことであるかということをもう一度考えてみましょう。上の私の主張を読んで、ある人は言うでしょう。それは感染症の場合はその通りかもしれない。感染症が蔓延して人の命がなくなることは誰が考えても不幸なことだ。

　だから感染症は徹底的に減らすことが必要なのはその通りだよ。

　では、聞くが、糖尿病や、高脂血症はどうなるかね。そういう病気は右肩上

119

がりに増えているのは間違いないではないか。それは生活習慣の変化からそういうことが起こっているんだよ。うつ病だって同じではないか。ストレス社会が広まってうつ病になる人が増えたのはしょうがないことなんだ。今までは科学が進歩していなかったから、うつ病と診断できなかっただけなんだよ。だから、うつ病が増えるのはある意味いいことなんだ。治療できるようになったのだからね。

　こういう考え方を殆どの精神科の医師はしていることだと思います。しかし、実際の話は、人生のすべての悩みをうつ病とすることにしたから、うつ病患者と言われる人が増えただけなのは前から言っています。

　ここでもう一度公衆衛生の向上について考えてみましょう。糖尿病と診断されて薬を飲むようになった人は、飲まないより確実に幸福な人生を送れます。糖尿病を放置したままなら、彼らは確実に人生のどこかで、網膜症で、失明したり、腎症で透析になったり、心臓が悪くなって心筋梗塞になったりします。それを予防するためには、糖尿病治療は絶対に必要なことなのです。

　一方、うつ病と診断された人は幸せになれたでしょうか。病気でもないのに、単なる人生の悩みだけで薬を飲まされ始めた人達のことです。私が産業医で面談している、薬を飲まされ、うつ病と診断された人たちは、薬を飲み始めることによって、幸せになった人は1人もいません。人生の悩みが解決すればあとは別に普通の生活が送れる人たちばかりです。

　原因を問わず誰でも彼でもうつ病だと断じる、やり方は本当に非科学的なものです。

　胸痛の患者が来たら必ずモルヒネを出す内科医がいたとすると、彼に対して世間の評価はどうでしょう。痛みを抑えてくれるいい先生ということになるでしょうか。心電図もレントゲンもない150年も前ならそうだったかもしれません。しかし、今は、胸痛の患者さんに対して、原因を考えずに、モルヒネだけを投与して、胸痛が治っているからいいでしょう。などという内科医がいたなら世間からも医者の世界でも、非難が集中するでしょう。

　振り返って、今の産業精神医学のやっている、原因を問わず人生の悩みでもなんでもうつ病だと断じ、薬を投与するというやり方は、この150年前の胸痛ならなんでもモルヒネ投与している内科医と同じなのです。

こういう指摘に対して、産業精神医学の大家の先生から是非、感想を聞きたいと思うところです。

ところでメンタル対策という名の厚労省の対策で公衆衛生が向上していると言えるかどうか考えてみましょう。20年間こういう対策を行った結果、うつ病患者は右肩上がりで増え続けています。ある対策を行ってある病気にかかる人の割合が増えたら、それはその政策の失敗ということではないでしょうか。

その政策自体が間違っているということではないでしょうか。

私は第4章で厚労省の4つのケアの4つの前提がすべて間違っているから可笑しな結果になっているのだと結論しました。

では、本当に科学的なメンタル対策とはなんでしょうか。

科学的という言葉はどういう意味でしょうか。

今、日本ではとても非科学的なことも恰も科学的であるかのように、喧伝されて、それが別に、非難もされずにそのままになっていることが多いのです。

例えば鬱の原因は鉄不足が原因であった。とか、うつ病は食事を変えればみるみる治るとか、そういう話を読んだことのある人も多いと思います。

しかし、こういうのは全くの似非科学です。なぜこういうことがまかり通るかと言えば、うつ病というものの定義自体がはっきりしていないからです。いい加減な定義だからいい加減な事を言っても誰も責められないのです。

癌はタバコを吸えば治る。というトンデモ本は明らかに間違っていることが証

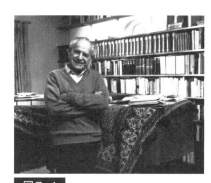

図7-4

カールポパー（1902-1994）哲学者

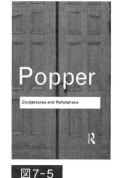

図7-5

推論と反駁

明できるから相手にされないのです。何が鬱だとも定義されていない上に、実際どう云う食べ物をどのくらい食べればどのくらい栄養が含まれているかなど、厳密に測れないから、うつ病に対する栄養療法などという似非科学同士が結びついた本がベストセラーになったりするのです。

　しかし、それらしい事と本当の事とは違うのです。

　20世紀初頭のウイーンの科学哲学者であった、カールポパーという人は言いました。

　科学とは反証可能性のある事であると。当時同時代ではウイーンでもマルクス主義や、フロイト主義やアドラー心理学が時代のトレンドでした。

　貧困層の為に社会主義革命が起こるのが時代の必然だと信じられていました。そう信じている人も少なからずいたという方が正確ですが。

　また、フロイトの精神分析学やアドラー心理学のアドラーもカールポパーという有名な哲学者の同時代の人だったのです。

　そんな中で、カールポパーは言いました。

　科学というものは反証可能性がなければ科学とは言えない。

　例えば、ある若い男が、5歳の子供を池に突き落としたとしよう。これを三人の人に分析してもらったとする。

　なぜ、彼がそうしたのか、

　フロイトは彼の小さい頃のトラウマからくる意識下の異常でそんな事をしたのだというでしょう。

　マルクス主義者の人なら、彼の階級対立の矛盾が現れて資本主義による阻害が彼がそういう事をした原因だというでしょう。

　アドラー心理学者なら彼が子供を殺してしまった原因は彼の、コンプレックスがそうさせたのだというでしょう。

　このようにある考え方によればその原因について尤もらしい事を言うことができます。

　しかし、どれが正しいか誰にも証明することができません。

　こう言うことは真の科学ではないとポパーは言ったのです。尤もらしいことと本当に科学的な事とは違うと彼は言ったのです。

彼は今の時代の三大似非科学はマルクス主義、フロイト主義、アドラー心理学だと言ったのです。

　科学的な真実とは反証可能性のあることですが、振り返って、現在のメンタル対策を貫く、精神科早期受診勧奨運動というものに科学性はあるでしょうか。

　まず、うつは心の風邪と言ったときのうつとは何でしょうか。その定義が全く確定されていません。
　うつ病とは専門家が見れば確実に分かると言います。でも、最高の専門家の先生たちの討論して書いた本にはそれは未だ曖昧模糊としたものであるとも書かれています。
　私が、産業医学の現場であう診断書は人生の悩みでも何でも、落ち込んだ、寝られないといえばそれらはすべてうつ病だと言う診断になっています。

　結局、症状の積み上げでうつ病だと多くの精神科外来では診断されていることは間違いないのです。
　その根拠はDSMです。しかし、DSMに科学的根拠などと言うものは実は全く無いのです。DSMというものはローゼンハンの実験や、世の中の反精神医学の流れ、保険会社からの圧力そう言うものを一挙に解決しようとした、アメリカ精神医学会の窮余の一策かつ、起死回生のものだったのです。アメリカ精神医学会にとって乾坤一擲の大勝負だったのかもしれません。しかし、その勝負には製薬会社の強い応援もあって、大勝利を収めることができました。この結果今や世界中でDSMというものが席捲するようになってしまったのです。

　また、モノアミン仮説も仮説にすぎず、科学的に証明されたわけでもないので、これも科学の装いをまとってはいますが、全く科学的とは言えません。
　ある意味一つの似非科学に過ぎないのです。

　この二つの仮定と仮説に過ぎないものの上に成り立っている、現在のメンタル対策を私は砂上の楼閣に過ぎないと精神神経学会でも、発言したことがあります。

では、どのようにすればいいのでしょうか。

　私はDSMとモノアミン仮説を二つの軸とするパラダイムに変えて新たに別のパラダイムを考えるということでは再び話が隘路に入っていってしまうことになると思います。

　ふつうに考えて、産業医としてのメンタル対策の目標とは何でしょうか。私は、従業員の心の落ち込みや葛藤やうまくいかない事についてどうするかという事をどうやって解決していくかという単純な問題だと思います。

　具体的に、長時間労働、上司と合わない、仕事がうまくいかない、プライベートで家族との関係がうまくいかない、双子の子供が生まれてしまって大変だ、実家の父親が認知症になって大変だ、田舎の母親が医療ミスで死んでしまった。とかそういう問題を抱えながら仕事している人はたくさんいます。いつも、元気な気持ちで居られる人ばかりではありません。

　こうして、色々な原因で仕事に行きたくないと思ったり、仕事に出ても、充分なパフォーマンスが発揮できない心の状態に陥ってしまっている人も沢山いるのは間違いありません。

　しかしそういう人達に対して、現状のメンタル対策というものはすべて病気だと見る事にしているのです。

　私はこういう精神的不調者をすべて病気として見る見方に問題があるのだと思います。

　彼らは確かに精神的に落ち込んでいたり、やる気がなくなっているかもしれませんが、彼らがそうなるには必ず原因があるのです。

　その原因をはっきりさせていくことこそが問題解決の第一歩であることは間違いありません。

　この普通のプロセスをすっ飛ばしてしまっているのが、こういう人すべてを病気だと断じるのが今のメンタル対策なるものなのです。

　真のメンタル対策とは彼らの悩みの原因を追求し、その原因を根本から解決する以外に道は無いのです。

　こういう事をMedicalizationしても何の解決にもならないのです。

例えば長時間労働が問題で、煮詰まっている人がいたとすると、それは長時間労働をやめればいいだけの話では無いですか。

　上司と合わないのであれば、お互いコミュニュケーションを取って仕事の中で大人としてどう折り合いをつけていくか考えるしかありません。

　プライベートで奥さんとうまくいかないのであれば、その問題をどう解決するか話し合うしかありません。

　双子の子供が生まれて大変なのであれば、具体的に保育所を探すとか実家の両親に相談するとか、そういう事で解決するしかありません。

　実家の父親が認知症なのであれば、施設を探すとか介護保険サービスを利用するとかそういう方策を考えるしかありません。

　田舎の母親が医療ミスで死んだと思うなら、具体的に、どの点でそう思うのか聞き産業医として、医者の立場から説明してあげるのがいちばんです。

　こういう事について、こういう事を悩んでいる人に対して、すべてそういう悩みで寝られなかったり、会社に来られないのはうつ病の初期症状だから、精神科にいって薬を貰いなさいというのが現状のメンタル対策です。

　上記の例は私が産業医として面談した人たちの話です。彼らは、周りの勧めやメンタル対策の指導の所為で全員が一度メンタルクリニックに行っているのです。

　私は産業医として面談し、悩みの根本を聞き、それを解決する方法を一緒に考えていき、結局、メンタルクリニックへの通院はやめ、薬は全く飲まずに、今は普通に職場復帰して、会社に貢献するようになった人達ばかりです。

　手前味噌のように聞こえるかもしれませんがこういうやり方こそ、真のメンタル対策ではないでしょうか。

　こういうメンタル対策を続けていけばうつ病などと診断されている人の数も確実に減るし、ふつうの常識がどんどん取り戻していけるし、職場の真の公衆衛生の向上に資すると思われるのです。

最近の精神医学の新しい動きの中で、本当の科学的メンタル対策のヒントとなるような知見をご紹介しましょう。

　北欧のフィンランドで始まったオープンダイアローグという統合失調症の治療法というものが注目されつつあります。
　精神神経学会等でも発表されていることもありますし、斎藤環という有名な精神科の先生もこういう考え方を日本に紹介しておられます。

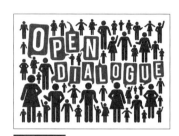

図7-6

引 用 元：https://wideopenminded.
wordpress.com/2015/05/25/open-
dialogue-the-human-approach/

　ただし私の見方では日本への紹介のされ方に少し誤解があるような気がしますので、私なりにもう少しこのオープンダイアローグという考え方を紹介させていただきたいと思います。
　オープンダイアローグという考え方は、とても斬新なものです。統合失調症で酷い幻覚や、様々な妄想が起こり、暴れ出してどうしようも無いような人が居たとします。こういう人の事を精神科の用語では多分幻覚妄想状態と言うのだと思います。日本だとこう言う人が居れば、幻覚妄想状態で暴れ出している人は自傷他害の恐れがあるから直ちに入院させる必要があると言う事になります。ある時は警察を使わなければいけないという場合もあるでしょう。
　精神病院というものはこういう人をすぐに入院させることが出来る場所として、存在しているとも言えます。こういう強制入院を措置入院と言います。

　ところで、北欧フィンランドではこういう幻覚妄想状態の人でも強制入院させるような事はしません。でも、公民館のような施設に連れていく事にします。そこに、その人に関わっている、友人や家族や、ケースワーカーや、看護師や医師が、緊急でも集まるのです。そうして車座になって座り、幻覚妄想状態の人の話を聞くのです。参加者は十人以上になるかもしれません。みんなその人の話を聞きながら、それについて感想を述べたり、コメントしたりします。医者がいちばん上だという価値観はここにはありません。車座でそれぞれが幻覚妄想のような話にも、付き合ってあげるのです。

そうすると驚くべき事に、そういう幻覚妄想状態がなくなり、入院するまでもなく再びこのかたは家に帰ってふつうの生活が送れるようになるという事です。

　従来の考えでは、あるいは日本は今でもその考えなのですが、こういう幻覚妄想状態の人間は病気だから、なにをしでかすかわからないから、強制入院して、保護室に閉じ込めておく必要があるという考え方です。

　ところがこの北欧発祥のオープンダイアローグという考え方は、この人は病気なのではなく人生の一時的な危機に陥っているだけであるという風に考えるのです。

　この人は disease ではなく crisis に陥っているだけであるという考え方です。ですから、こういう対話によって元の生活にすぐに復帰出来るのです。

　これは驚くべき効果であると思われます。そして、この考え方はその他のヨーロッパ諸国やアメリカでもかなりの広がりを見せているのです。

　しかし、一般の精神科医からはある意味白い目でで見られています。それは当然でしょう。今まで病気として扱っていた統合失調症という状態が病気ではなく単なる人生の危機であるという事にするというのですから、今までの病院中心の精神医学会が受け入れられる筈が無いのです。

　ですので、斎藤環先生が、オープンダイアローグの考え方は他の国では精神科学会と友好的では無いが日本では友好的であるというような事を言っていますが、それは斎藤先生がこのオープンダイアローグのいちばん大事な部分をきちんと伝えていないからだということも出来るのです。

　オープンダイアローグという考え方統合失調症という状態すら人生の危機が現れているだけであり、病気では無いのです。精神病院の存在、精神科という存在自体を否定しかねないような考え方なのです。

　斎藤先生がその本当の中身を誠実に伝えずに精神医学会と友好関係だと言っても、それは不実に過ぎないし、もしかして、本当にその考え方の本質を理解せずに紹介しているとすれば、それはそれで知的な怠慢か不誠実であると考えます。

　それはそれとして、アメリカのオープンダイアローグの第一人者の先生が作った纏まったスライドがありますのでその内容を紹介したいと思います。

この先生の名前はRobert Whitakerという先生です。
この先生の主な経歴を紹介しておきましょう。

彼は2001年にMad in America
という本を書きピュリッツァー賞
の候補に選ばれています。また、
2010年にはAnatomy of an epi-
demicという本を出版しています。

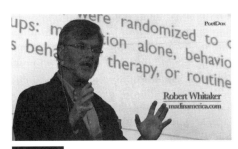

図7-7

ロバート ウイッタッカー Mad in America 主宰
引用元：https://www.madinamerica.com/

いずれも、DSMとモノアミン仮
説一辺倒の現在の精神医学に対し
て根本的な疑問を呈している本で
す。とても興味深い本ですが日本
では未だ翻訳されていません。

そのWhitaker先生がオープンダイアローグについて纏めたスライドが手元
にあります。
その内容をご紹介しましょう。

オープンダイアローグ治療における向
精神薬。ケアの最適なやり方のモデル。題
名にはそう謳われています。【図7-8】

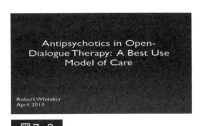

図7-8

向精神薬についてのエビデンス。短期
では症状を抑える効果がある。しかし長
期で統合失調症に効果があるかどうかは
っきりしたデータはないと書かれていま
す。【図7-9】

Emanuel Stip (European psychiatry
2002)

The Evidence for Antipsychotics

Short-term Use

Antipsychotics reduce target symptoms of a disorder better than
placebo in six-week trials.

Long-term Use

In relapse studies, those withdrawn from the medications relapse at
a higher rate than those maintained on the medications.

Clinical Perceptions

The physician sees that the medications often work upon initial use,
and sees that patients often relapse when they go off the
medications.

図7-9

ヒポクラテスの誓いです。治療する以上は害がない事と自然経過以上に効果がないといけない。【図7-10】

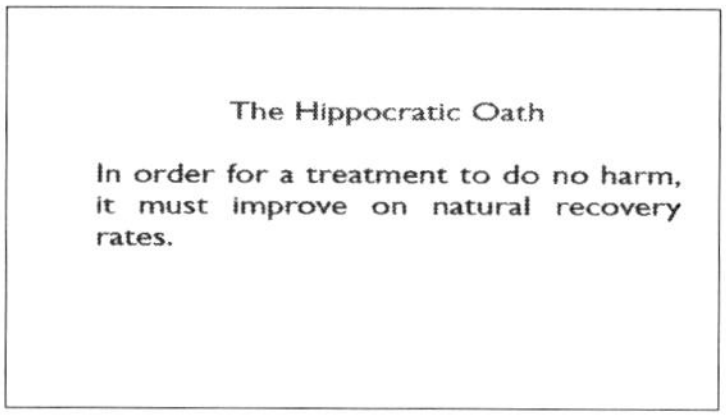

The Hippocratic Oath

In order for a treatment to do no harm, it must improve on natural recovery rates.

図7-10

1977年 のWilliam CarpenterのNIMH Studyの結果はかなり衝撃的です。

薬を飲んでいない患者の方が飲んでいる患者より早く退院できる。

退院した後の再発率。薬を飲んでいないと35％が再発した。飲んだ人は45％が再発した。【図7-11】

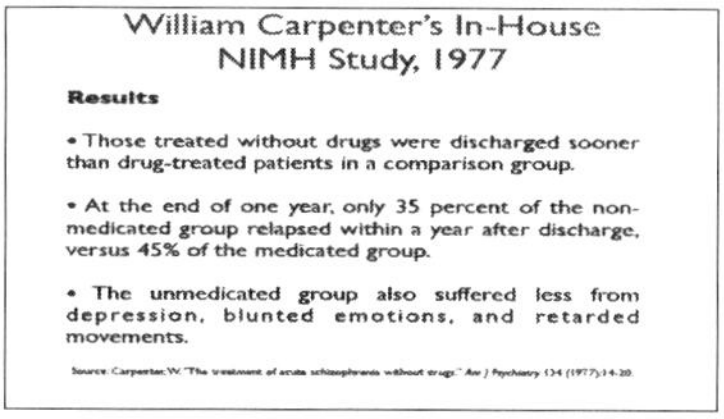

William Carpenter's In-House NIMH Study, 1977

Results

• Those treated without drugs were discharged sooner than drug-treated patients in a comparison group.

• At the end of one year, only 35 percent of the non-medicated group relapsed within a year after discharge, versus 45% of the medicated group.

• The unmedicated group also suffered less from depression, blunted emotions, and retarded movements.

Source: Carpenter W. "The treatment of acute schizophrenia without drugs." Am J Psychiatry 134 (1977):14-20.

図7-11

薬の効果にすごく疑問の残る結果です。

William Carpenterは薬によって逆に再発率が高まっている可能性もあるとコメントしています。全く薬を飲まない方が色々な症状と呼ばれるものも出てこなかった可能性があるというのです。

1978年 Jhonasan Coalという人も同趣旨の事を言っています。

向精神薬はそれを飲んでいる患者さんたちにより生物学的に何か作用を及ぼして、色々な症状を逆にでやすくしているように感じられる。そして薬の投与が慢性化の原因の一つになっているとも言えるかもしれない。【図7-12】

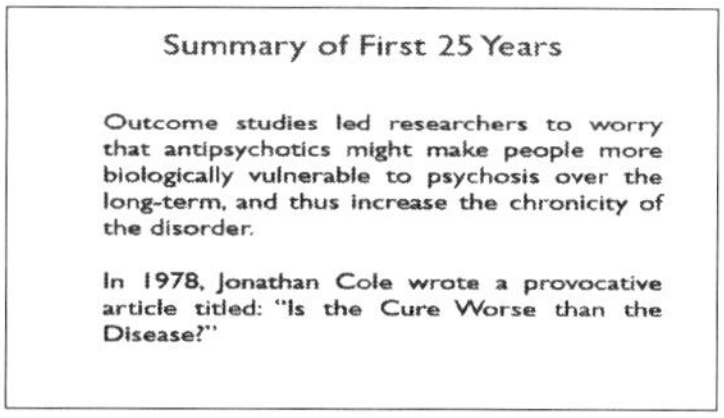

Summary of First 25 Years

Outcome studies led researchers to worry that antipsychotics might make people more biologically vulnerable to psychosis over the long-term, and thus increase the chronicity of the disorder.

In 1978, Jonathan Cole wrote a provocative article titled: "Is the Cure Worse than the Disease?"

図7-12

向精神薬を投与する事で、ドーパミンレセプターの活性が変化しこれにより逆に

精神病の再発をきたしやすくなっているのではないかという考え方が出てきている。

Guy Chueinard et al 1978 American J Psychyatry

1982年の研究では216例中30%の患者に遅発性ディスキネディアの症状が出ている。薬を飲むことにより今までなかったような精神病の重症の症状が出現するようになった。

J clinicalpsychopaarmacology 1982

向精神薬はD2HIGHレセプターの数を増やす。

ハロペリドールやオランザピンを使っていくとだんだん薬が効かなくなってくる。これは薬を使うことによりドーパミンレセプターの数が増えるからであると考えられる。

1992年のWHOの研究。

開発途上国では16パーセントの人が向精神薬を飲んでいる。先進国では60%の人が薬を飲んでいる。

15年から20年後の調査では開発途上国で53%の人が精神病症状が全くなく、73%の人が普通に働いている。

リリーの調査では薬をずっと飲んでいても先進国と開発途上国との寛解率は変わらない。

つまり薬を飲まない方が、普通に働ける人が増えるということである。

2005年の猿に対する動物実験。

ハロペリドールとオランザピンを猿に17ヶ月から27ヶ月与えたところ脳の容積が8〜11%減少した。とりわけ、前頭葉側頭葉に萎縮が著しかった。【図7-13】

Animal Models of Psychosis and Drug-Induced Dopamine Supersensitivity

In 2005, Philip Seeman at the University of Toronto reported that agents that trigger psychotic-like behavior in animals -- amphetamines, angel dust, lesions to the hippocampus, gene-knockout manipulations -- all cause an increase in D2 receptors that have a "high" affinity for dopamine. These results "imply that there may be many pathways to psychosis, including multiple gene mutations, drug abuse, or brain injury, all of which may converge via D2 HIGH to elicit psychotic symptoms," Seeman wrote.

Source: Seeman, P. "Dopamine supersensitivity correlates with D2 HIGH states, implying many paths to psychosis." Proceedings of the Nat Acad of Science 102 (2005): 3513-18. Samaha A. "Breakthrough dopamine supersensitivity during ongoing antipsychotic treatment leads to treatment failure over time." J Neuroscience 27 (2007):2979-86.

図7-13

2003年 Nancy Andercen は進行性の神経発達障害だという論文を書いた。MRIの検査で統合失調症の患者には前頭葉に萎縮が進行性に認められると発表した。【図7-14】

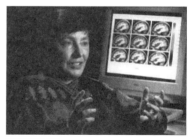

Nancy Andreasen's MRI Study

In 2003, Andreasen reported that schizophrenia was a "progressive neurodevelopmental disorder" characterized by "progressive reduction in frontal white matter volume." This decline in brain volumes was seen in MRI imaging tests.

Source: Ho, B. "Progressive structural brain abnormalities and their relationship to clinical outcome." Arch Gen Psych 60 (2003):585-94.

図7-14

この脳の萎縮が統合失調症の様々な症状に関与しているのだと指摘した。特にMinor symptômes と言われているものに対して。

In 2003 and 2005, Andreasen reported that this brain shrinkage was associated with a worsening of negative symptoms, increased functional impairment, and, after five years, cognitive decline.

Source: Ho, B. "Progressive structural brain abnormalities and their relationship to clinical outcome." Arch Gen Psych 60 (2003):585-99. Andreasen, N. "Longitudinal changes in neurocognition during the first decade of schizophrenic illness." International Congress on Schizophrenia Research (2005) 348

図7-15

しかし2011年に Nancy Andreaercen はこの脳の萎縮は非定型精神病薬やクロザピンを含む向精神薬によって引き起こされているのだと発表した。【図7-15、16】

In 2011, Andreasen reported that this shrinkage was drug-related. Use of the old neuroleptics, the atypical antipsychotics, and clozapine were all "associated with smaller brain tissue volumes," with decreases in both white and grey matter. The severity of illness and substance abuse had "minimal or no effect'" on brain volumes.

Ho, B. "Long-term antipsychotic treatment and brain volumes." Arch Gen Psychiatry 68 (2011):128-37.

図7-16

2008年9月16日に Nancy Andreaesen は次のように述べている。

彼女は前アメリカ精神医学雑誌の編集長である。【図7-17】

向精神薬は正確にはどのような事をしているか。こういう薬は基底核の活動性をブロックしている。前頭葉は本当は必要な刺激を基底核から受け取れないことになる。薬が必要な刺激をブロックしているのだから1この結果たしかに精神科的症状は減少する。

図7-17
ナンシー アンドリアセン（1934年―）
アイオワ大学教授

しかし、そのことで当然前頭葉の萎縮がゆっくりと進むのである。

第7章

薬の長期投与は脳の萎縮をきたすとはっきり言っているのです。

　2012年に発表された論文では43例の
統合失調症の脳を調べたところ、薬を投
与されている患者の脳は優位に萎縮して
いると発表した。これはヨーロッパの研
究者の報告である。【図7-18】

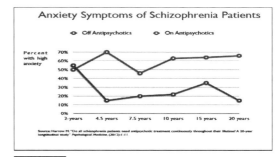

図7-18

　【図7-19】のグラフでは
薬を飲んでいる患者の方
が不安の症状の残ってい
る人の割合が多い事を示
している。

図7-19

　【図7-20】上記のグラフ
も薬を飲んでいない人の
方が、認知能力が高い事を
示している。

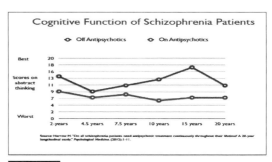

図7-20

薬を飲んでいない人の
方が症状は残っていない。
【図7-21】

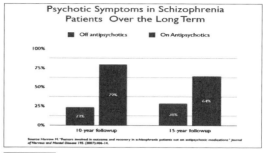

図7-21

薬を飲んでいない人の
方が全体的な状態はいい。
【図7-22】

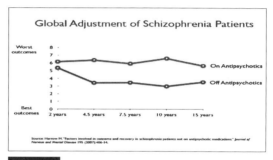

図7-22

薬を飲んでいない人の
方が、快復率は高い。【図
7-23】

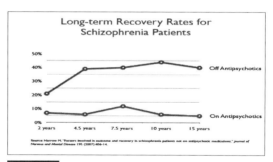

図7-23

第7章

結論として、薬を飲まない人の方が予後は優っている。とMartin Harrowは言っているという事です。【図7-24】

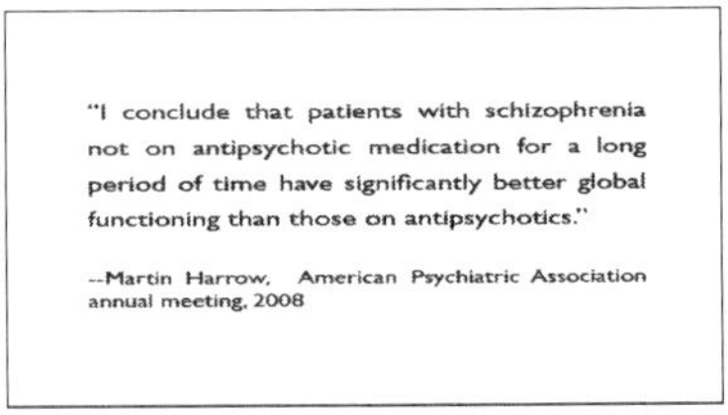

向精神薬の使い方を再考すべき時期である。【図7-25】

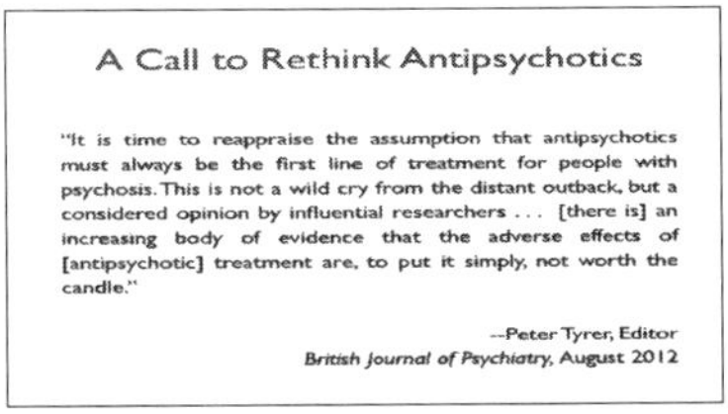

1952年に始まった精神薬理学革命は終わりの時を迎えようとしている。

どのような革命にも終わりが来る。この革命も終わりの時が来たのである。

この革命も静かに終わりの時を迎えようとしている。

我々は、精神的不具合を自覚している人に薬だけで治療をしようとするのではなく、他の色々な方法と共同して、問題に対処すべき時期に来ているのである。

2012年8月 イギリス精神医学雑誌 Peter Tyler 【図7-26】

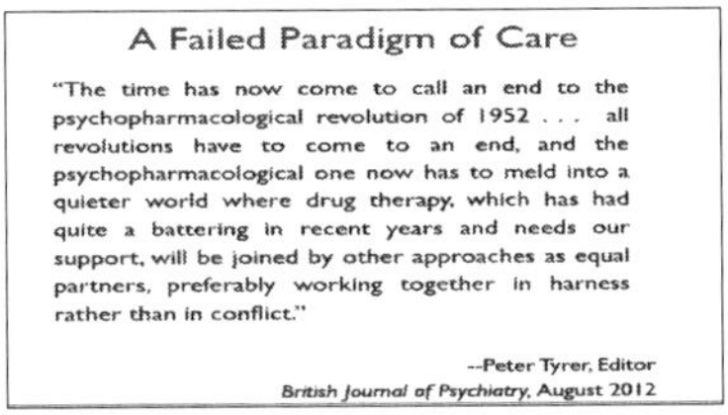

"I conclude that patients with schizophrenia not on antipsychotic medication for a long period of time have significantly better global functioning than those on antipsychotics."

--Martin Harrow, American Psychiatric Association annual meeting, 2008

図7-24

A Call to Rethink Antipsychotics

"It is time to reappraise the assumption that antipsychotics must always be the first line of treatment for people with psychosis. This is not a wild cry from the distant outback, but a considered opinion by influential researchers . . . [there is] an increasing body of evidence that the adverse effects of [antipsychotic] treatment are, to put it simply, not worth the candle."

--Peter Tyrer, Editor
British Journal of Psychiatry, August 2012

図7-25

A Failed Paradigm of Care

"The time has now come to call an end to the psychopharmacological revolution of 1952 . . . all revolutions have to come to an end, and the psychopharmacological one now has to meld into a quieter world where drug therapy, which has had quite a battering in recent years and needs our support, will be joined by other approaches as equal partners, preferably working together in harness rather than in conflict."

--Peter Tyrer, Editor
British Journal of Psychiatry, August 2012

図7-26

以上Robert Whitaker先生のスライドを翻訳して纏めました。

このスライドを辿れば欧米ではすでに1970年代から薬物一辺倒による治療に疑問の声が精神医学会の中で、沸き起こり始めているのです。

そうして、2003年の時点では統合失調症の患者の脳は萎縮しているから、色々な症状が出るのだという論文を発表していた、アメリカ精神医学雑誌の編集長が、2008年9月のニューヨクタイムスで、薬によって脳は萎縮すると言っているのです。原因と結果が逆なのです。

統合失調症だから脳が萎縮していたのではなく統合失調症と診断されて薬を出されたから脳が萎縮してしまったということがだんだんわかってきたのです。

そのあとのスライドはすべて薬を飲まない方が予後はいいというデータです。

15年から20年くらいのスパンで見てのことです。

　それで、結論として統合失調症の治療は薬物一辺倒をやめるべきであるというイギリス精神医学雑誌の編集長の言葉で終わっているのです。

　これは私が今回話題にしているうつ病の話ではありません。しかし、うつ病より重症と考えられてきた、統合失調症においてすら、オープンダイアローグという方法で、幻覚妄想状態が治るというやり方が広がっているのです。
　そうして、薬物療法においても、こういう薬は脳の萎縮を来すし、長期投与すればするほど薬を飲んでいない、人の方が、あらゆる面で予後が良くなるのです。
　ですから統合失調症に対して、薬物一辺倒の治療はもはやめるべきであるという結論になっているのです。
　ところが振り返って、日本のメンタル対策に於ける、薬物療法を考えてみましょう。人生の悩みをすべて、うつ病などの精神病だと決めつけるやり方が今のメンタル対策です。
　統合失調症ですら、人生の危機だから色々な幻覚妄想が起こるのだというのが、オープンダイアローグの考え方です。
　増して、色々な悩みで煮詰まってしまった人のちょっと会社に行きたくないという程度のことを病気として捉える必要があるでしょうか。
　正にそれは彼らのちょっとした人生の危機にすぎないと考えた方が余程常識にあっています。
　しかも、そういう人に機械的に薬を片っ端から投与することの間違いがこのオープンダイアローグモデルからわかるのではないでしょうか。
　統合失調症の薬物一辺倒の治療は脳を萎縮させるし長期的な投与は逆に患者の予後に良くないからやめるべきであると英米の精神学雑誌の編集長を経験した人たちが言っているのです。
　しかし日本では相変わらずメンタル対策という名の精神科早期受診勧奨運動は終わる気配も見せず、精神科に半強制的に受診させられ受診させられた結果多数の薬を処方されることになっているのです。

そして、前の章でも少し触れましたが、出されている薬は本章でも問題になった。向精神薬、が多数含まれているのです。

　エビリファイ、オランザピン、リスパダール、こういう薬はすべて統合失調症のための薬です。

　こういう薬は猿の実験でも、統合失調症患者への長期投与でも脳が萎縮することが明らかになっているのです。

　一片の科学的根拠もない、うつ病という病気の診断。そして、統合失調症の臨床に於いてすでに患者への長期投与は患者の予後を逆に悪化させ脳を萎縮させるような働きを持つ薬。こういう薬が多くの国民にメンタル対策という名の精神科早期受診勧奨運動によって副作用の十分な説明もないまま処方されているのです。

　本当にこういうメンタル対策でいいのでしょうか。

　私は厚労省のメンタル対策は精神医学の中での一つの考え方に過ぎない、DSMとモノアミン仮説という二つの座標軸によるパラダイムをたった一つのパラダイムだと信じて行われてきたのだと思います。

　このパラダイムは広めた人たちは現在の精神医学会やうつ病学会などで、主流を占めている先生方だと思います。

　この方達は一般向けの啓蒙書や産業医の講演会などにも良く出てくる人たちでしょう。

　彼らの権威によって、こういう全く非科学的なパラダイムが受け入れられ、それによって実は多くの国民がうつ病などと診断され、多くの国民の人生が破壊されているのです。今まで、こういうパラダイムを拡げた先生方はその責任を十分感じていただきたいと思うものです。

　こういうパラダイムにより、メンタルヘルスの公衆衛生状態が向上しているのならとてもいいことだと思います。

　しかし20年間やってきたアウトプットは最悪だし、科学的に見てもとても科

学的とは程遠いところに今のメンタル対策はいると思います。

　そこで次章では、英語圏では話題になっている精神医学の最新の知見について、少し触れることとし、真のメンタル対策の方向性について、建設的な提案をしていきたいと思います。

真のメンタル対策のための提言

真のメンタル対策のための提言

　メンタル対策という名の精神科早期受診勧奨運動は精神科のたった一つのパラダイムだけを真実だという前提で、組み立てられています。

　その結果、そのアウトプットはとても悲惨なものであると私は思います。

　ある病気の対策をしている時に、その病気の患者数がどんどん増えていくとするとその病気に対する対策は間違っているという事になると思うからです。

　しかし、こういう反論もあるでしょう。精神科の先生たちが、今まで、わからなかった、うつ病という病気を掘り起こしてくれたのである。だから患者が増えたことを以って、単純にその政策が失敗だったとは言えないという当然の反論です。

　しかし、これまで、散々書いてきたように、そのうつ病という概念はしっかりしたマーカーも何もないのです。何をうつ病とし何をしないか。精神科医は実は明確に判断する基準を持ち合わせていません。見る医者によって診断がバラバラなのです。そこでできたのが患者の症状の積み上げで診断していいということにしたのがDSMです。しかし、このDSMによってすら診断の精度は上がらなかったのです。だからうつ病が増えた、減ったという議論はそもそも成り立たないと言っていいでしょう。何が鬱病で、何が鬱病でないか誰も明確に定義することができないのですから。物事の本質はそういうことなのです。一旦そういう事は置いておくとして、厚労省の統計では鬱病患者と言われる人は確実に増えているという事です。という事は病気で苦しむということになっている人が増えているという事です。こういう人を減らすことが、公衆衛生の向上です。こういう人を減らす施策をとることが厚労省の役目である事は誰の目にも明らかではないでしょうか。しかし厚労省はまるで人ごとのように鬱病患者は増えているというばかりなのです。

　厚労省や慶応OBグループの主張による患者さんの症状だけで、病気と診断していいという考え方に基づいて行った診断結果がドンドン積み上がっている

だけなのです。

　精神科の先生が言うことだから丸で、正常と異常がきちんと区別されているように見えますが、実はDSMの導入により、精神科医は正常と異常を区別する必要がなくなったのです。精神科を訪れるだけで彼らは余程の覚悟で精神科の門をくぐっているのだから、そう言う彼らを無下に病気でもなんでもないと追い返すことはできないのです。実際DSMという世界的な診断基準に照らせば、精神科に来る人は全員うつ病と診断していい症状を揃えているのです。また、うつは心の風というキャンペーンを嚆矢として次から次へと悩みは何でも精神科に行って治してもらおうというキャンペーンが持続して続いているのです。今のキャンペーンの中心は発達障害なる物です。これについての詳細はまた別の機会に譲りましょう。その結果精神科を受診する患者はどんどん増えているのです。産官学共同のメンタル疾患キャンペーンはまだまだ終わる気配もありません。

　更に、今は自分の意思ではなく精神科早期受診勧奨運動により、精神科を受診する人も多くいます。正に、メンタル対策による受診です。こう言う人も職場の悩みを精神科で言えば正にうつ病の診断基準そのものなのです。メンタル対策起因性うつ病の人達です。

　そうして、この施策が成功したかどうかを考えた時、この施策によりより多くの国民が、幸せになったかどうかと言う点が最も大きいことでしょう。

　一人一人単なる人生の悩みをうつ病と診断された人は幸せになれたでしょうか。私の産業医で面談している人で、早めに精神科に行って薬をもらってうつ病が治ってよかったねと言える人は、全くいないと言ってもいいくらいです。

　公正の為に1人だけ精神科に早めにいって良かった人の例も紹介しておきましょう。

　ひとりの社員の人は、化学専門の理系の人だったのに職場の順番で労働組合の専従を任されて、書記長に祭り上げられてしまった人がいました。この方は、委員長からすごいパワハラを受けたと訴え、うつ病だと診断されました。彼は、その時本当に面談でも泣きそうでしたが、抗うつ薬を処方されて良くなりました。

　しかし、もともと原因ははっきりしているのです。パワハラ体質の労働組合

の委員長から、離れるだけで気分は元に戻ったともいえるでしょう。

　別に薬が効いたわけではないのです。しかし、早く休めたことは良かったかもしれません。

　私が経験した面談で、早めに精神科を受診して良かったと言う例はこの人くらいです。

　この方は私の強い勧めで、抗うつ薬を半年くらいで中止してもらいました。

　その結果今ではその会社の化学部門のスペシャリストとして頑張っています。

　しかし、殆どメンタル対策で精神科を受診した人は、会社の悩みや単にあまり寝られないと言うだけで、うつ病との診断を受け、いつまでも薬を出し続けられて、少しうまくいかないことがあると、すぐにうつ病だと言う診断で休んでしまうのです。

　これは、本人とっても幸せなことではありません。

　また、会社にとっても損失です。社会とっても損失です。医療費や税金がどれだけこの全く有効ではないメディカルモデルのために費消されているでしょうか。

　最近では、会社をギャフンと言わせたいために診断書もらいにきましたと言う輩もいます。また新入社員で入って会社が合わないと思ったら、すぐに次の転職活動を始めるような23歳の女子もいます。

　彼女は実家に帰って、うつびょうの診断書をもらい、悠々と半年休みつつ給料をもらいながら、次の転職先を見つけるということができるのです。

　こう言う実態を多くの人は知らされていないのです。

　人生の悩みすなわち、うつ病という捉え方は、それ自体として、様々な害悪を社会に及ぼしていると私は考えます。

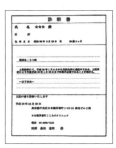

図8-1

　人生の悩みはそれ自体として解決しないと本当はどうしようもありません。人生の悩みで落ち込んだり不眠になってもそれは一時的な人生の危機に過ぎないのです。

　その解決方法を見つける努力をするのが先決なのです。

Good practiceという学会がトリエステで開かれました。

　統合失調症の人は生まれつきそういう人として生まれているのだから、ほっておいたら何をするかわからないし、入院させて一生監視下に置かなければならない。これが1970年代までの、統合失調症に対する考え方

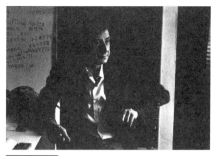

図8-2　フランコ・バザリア（1924-1980）

でした。だから、精神病院では、統合失調症の人を隔離し、拘束し、無理矢理に薬を飲ませるということが普通におこなわれてきました。

　こういう実態に異議を唱えて、トリエステモデルということを推奨した、イタリアの精神科医のグループがありました。フランコ バザーリアが中心人物です。

　そういう精神的失調に陥っている人たちも地域でみんなでケアしていこうというやり方を始めたのです。

　その結果、精神科の病床数は激減し、拘束するような例も激減させることができたということです。そういう、学会が、トリエステで2019年9月の終わりにあったのです。因みにこの学会はヨーロッパのWHOが後援しています。というより、主催していると言った方がいいかもしれません。何しろ、この学会の行われた、トリエステの精神病院の中の建物の一画に、WHOの本部の一部が置かれているのですから。

　ポーランドの女性研究者が、ポーランドでもこのトリエステモデルをやり、精神科病床の数を激減させた。という発表をしていたのです。

　彼女は従来の統合失調症パラダイムを列挙しその一つ一つに科学的根拠のないことを論証し、ポーランドの精神科の改革を進めているという報告です。

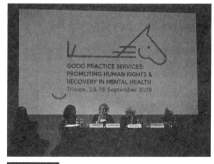

図8-3

振り返って、日本の精神科医療におけるうつ病というものを考えてみましょう。日本の産業精神医学は精神医学の中のたった一つの考え方に壟断されているのは誰の目にも明らかです。人生の悩みはすべてうつ病です。うつ病は治る病気です。だから早期発見早期治療するべきである。だからメンタルクリニックにできるだけ早く行きましょう。

　この考え方が、現在日本の産業精神医学を覆っている考え方です。

　これ以外の考えをしようとしても、そんなことしたら、あとで訴えられますよ、社員が自殺したらどうするんですかと恫喝されるような話も聞きます。兎に角専門の先生に一刻も早く紹介するのが産業医の役割であるかのような事になっているのです。

　しかし、この恫喝自身がいかにも精神科医の問題意識と一致した考え方であると私は思います。1970年代イタリアのトリエステで統合失調症の患者というものは生まれつきそういう人間として生まれてきているのだから、放っておくと何をするかわからない。だから、市民の平和のためにも精神病院に閉じ込めておくことが必要なのであると考えられていたのでした。それに対して、患者の人権を守り、地域でケアしようとしたのがトリエステモデルでそのおかげで精神科の病床数は激減し統合失調症と言われていた人達も地域で働きながら暮らすことができる様になったのです。

　日本におけるメンタル対策でうつ病と診断された人はどうでしょう。彼らもうつ病と診断されたのだから、生まれつき脳がおかしくてモノアミンバランスがくるっているのです。だから放っておいたら何をしでかすかわかりません。放っておいたらいつ自殺するかわかりません。だから会社は休ませなければなりません。自殺されたりしたらすごい迷惑です。精神科医の責任が問われ兼ねません。患者のためと言いつつ、患者に寄り添うと言いつつ、実はうつ病と診断された様な人は別の種類の人間でだからこそいつ自殺するかわからない。だからいつまでもいつまでも休まないといけないという診断書が出し続けられるのだと思います。

　人生の悩みはすべて病気ではありません。また、精神的な落ち込みや、不眠というようなものも、それは人生のCrisisとして捉え、それを具体的にどう解決するかということが一番大事なのです。「原因はともかくとして」という考え

方自体が間違っているのです。

　我々は別にアメリカ精神医学会の1970年代に於ける危機を共有する必要は
ないのです。彼らが考えた危機を脱するための窮余の一策であるDSMに無理
に合わせる必要なはないのです。

　現在の産業精神医学は産業医大のビデオ、慶応OBグループのメンタルクリ
ニックへ行こうなどに代表されるような安易なうつ病診断学とモノアミン治療
学というものに壟断されています。

　そうして、人生の悩みがあれば、出来るだけ早くメンタルクリニックに行く
よう指導されます。メンタルクリニックに行けばうつ病と診断され兎に角休む
ように指導されます。

　自分は病気だと思っていなくてもよくなったと思っても、兎に角気長に休む
ように指導します。なぜなら、うつ病患者というものはいつ自殺するかわから
ない危険な人間だからです。だから精神科医はなかなか復職可としてくれない
のです。

　これは、1970年代のトリエステで、統合失調症の患者はほっておくと何をし
でかすかわからないから、精神病院に入院させておくべきだという考えと変わ
っていないと思うのです。

　兎に角精神病の患者は普通と違うのだから。専門家が診断しているうつ病と
いう病気の人間なんだから。ほっておくとなにをするかわからない。

　だから、少なくとも半年や1年間は休ませておかないといけない。

　こういうことが繰り返されるのでうつ病患者がどんどん積み上がっていくの
です。

　しかし、私は、この、人生の悩みをすべて病気と捉える捉え方さえ変えれば
物事の見え方が急に変わってくると思うのです。

　単なる人生の悩みは、いくら酷いものでもそれはそれとして解決するしかな
いのだから、状況を解きほぐし、その解決策を一緒に考えてあげる。

　それが精神的不調に陥った人と面談するときの、産業医のやるべきことなの
です。

　その実例では前章で挙げた通りです。

　長時間労働は長時間労働が問題なのであって、別にそれを治す薬があるわけ

ではない。

　彼女に振られて落ち込んでいてもそれを治す薬はないのです。

　親の介護に困って落ち込んでいてもそれを治す薬はないのです。

　こういうことすべてを精神病だと断じ、薬を飲ませ続けさせなければならないというのは厚労省のメンタル対策がDSMモノアミンパラダイムに壟断されているからに他なりません。このパラダイムを」DMPモデルと名付けることにしましょう。

　私はこのDMPから脱するのはGood practiceモデルだとおもいます。

　精神的に落ち込んでいる人は原因を聞いてこれをどうやって解決するか一緒に考えるということをやってあげる。

　これこそGood practiceの趣旨と一致するやり方だとおもわれます。

　例えばストレスチェックテストで高得点の人がいたとします。

　こういう人に対して、保健師はDMPモデル基づいて、早めに精神科に受診させた方がいいと思います。というような感じで面談の前振りがあります。

　しかし、そういう人でも、最初は不眠だやる気がないだ、会社に来たくない。来ようと思うと、動悸がする。などと訴えます。

　でも、よく聞いてみると必ず理由があるのです。産業医の面談をしていて、理由もなく精神的不調を訴えた人は1人もいません。

　そしてその理由を解決する。その努力をする。それが産業精神医学の役割ではないでしょうか。

　そしてその悩みを解決して、ふつうに会社に来られるようにする事。それこそが真のメンタル対策ではないでしょうか。

　1人でも多くの人を精神科に受診させないよう、面談をし職場環境を整える。

　それが職場のメンタル対策の第一義ではないでしょうか。

　パワハラもなく長時間労働もなく、プライベートな悩みの相談もいつでもしてくれる。そういう職場環境を作るのが、真のメンタル対策です。

　それがしっかりしていればメンタルクリニックに行く必要など無いのです。

だから、メタル対策のスローガンは「メンタルクリニックへ行くのはやめよう」であっても全くおかしくないどころかぴったりだと言ってもいいくらいなのです。

　ちょっとした悩みでも大騒ぎしてすぐにメンタルクリニック受診を勧めているのが今のメンタル対策なるものです。

　これは本当のメンタル対策と全く逆のことをやっているのだと思います。

　病気でもないのに病気だとされる人の身にもなってあげてください。

　病気だと精神科医は断じますがその根拠は全くないのです。それはDMPモデルに基づいているだけで、そういうやり方のアウトプットは悲惨なものであるというのが現状なのです。

　人生の悩みによる精神的不調はその人のCrisIsである。その危機を乗り越えるための相談に乗る。出来るだけ、メンタルクリニックに行くような人は出さないようにする。

　こういう考えが産業医として当然のものではないでしょうか。

　残念ながら現状、DMPモデルに拠らないメンタルクリニックを探すのは至難の業です。

　私は全国のメンタルクリニックとやりとりをした経験がありますがそのすべてがDMPモデルの忠実な実践者です。

　そうして何の科学的根拠もない診断書が量産されているのです。

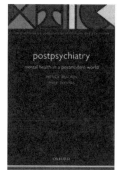

　もう一つ精神科の最近の新しい考え方をご紹介しましょう。

　それはPost psychyatryという考え方です。

　精神科という学問の起源を御存知でしょうか。それはフランス革命の後に生まれた概念です。

　意外かもしれませんが、それまでは、精神医学とい

図8-4
Oxford University Press
2006

う考え方はなかったのです。

　フランス革命の際、なぜ、精神医学という学問が出てきたのでしょう。

　それは当時の人権擁護、民主主義、個人の人権というところから出てきています。

　民主主義が正当性を主張するためには個々の市民がきっちりとした判断を下す必要があります。その際、狂人もそういう判断に含まれていては困ります。

　ですので、ジャコバン政府にとって、狂人は排除する必要があったのです。

　これによって、狂人を別のところに収容しておく必要があったのです。

　そこで出てきたのが狂人収容施設としての精神病院です。

　19世紀初頭のパリの街中には狂人のおかしな振る舞いをみて楽しむ狂人園があったそうです。これが動物園の始まりだったということです。

　ところで、そういう風にして始まった、精神医学という学問ですが、その後、ピネルをはじめとする、改革者が出てきて精神病院の改革が進められたのは有名な話です。

　そのあと、ブロイラーやクレペリンやヤスパースというような人が出てきて、統合失調症や躁鬱病という病気の概念を確立していくのです。

　今の精神科もこの延長線上にあると言えます。

　ところで最近になって、こういう精神医学という考え方そのものに対して、もっと相対的な視点をもってみようという考え方が言われ始めているのです。それは精神科医の中からでてきた考え方です。

　例えば、ブロイラーやクレペリンという人が精神分裂病という概念を作ったのですが、当時は栄養状態や衛生状態も悪く梅毒感染や脳炎後遺症の人も沢山いたわけです。

　当時の精神分裂病と同じものは今の精神科外来にはいないわけです。

　ですのでこの精神分裂病改め統合失調症という病気をブロイラーやクレペリンが記述した病気と同じものとして扱うのが本当に正しいのか。むしろそういう病気が遺伝的に人口の1％はいるというのが精神医学の年来の主張ですがそれも単に想像に過ぎないのではないかという考え方です。

　或いは精神病理学という学問がありますがこれは当時Virchowという身体医学の病理学者のアナロジーで精神病理学も可能であるとヤスパースが思いついただけの話で本当に彼の主張が正しいかもう一度考え直してみようと言うよ

うな考え方です。

　つまり病理学では、肝炎や胃がんや、肺炎や肝硬変や、腎癌やそう言うものをプレパラートとして客観的に示すことができるのです。

　医学生にもそういうじっしゅうがあるのです。

　ところが精神のこともそういうことができるというのがヤスパースの主張ですがそういうことはできないのが現実ではないかという冷めたぎろんです。

　昔の偉い人が言ったからといって、正しいとは限らないのは、フロイトの理論が全く科学性がないということがわかったのと同じことだと思います。

　科学とは権威だけから証明されるものではありません。むしろ権威を乗り越えていくところに新たな真理が見出されるのです。

　それで、更に考えていくと、精神的な落ち込みなど精神的不調を抱えている人を病人として見る見方は本当に正しいのかという疑問につきあたります。

　精神的不調で困っている人に対して色々な病名をつけてもつけられた本人にとって別にメリットはないのです。

　本当にそういう状態が解消されるならいいかもしれません。脳梅毒の人がペニシリンで治るように。

　しかし、現状例えば人格障害なんて名前をつけられて、それを直せないのなら、そういう診断名はレッテル貼りスティグマをつけているだけとも言えます。

　医学である以上、患者さんにメリットがなければいけないというのが最近のトレンドです。昔は世紀末ウイーンの医学者は治療ニヒリズムといって何もしないのが1番で厳密に症状を追いかけるのが医学の進歩に貢献すると考えていたらしいですが。

　現在の精神医学もただ症状を追いかけて適当な名前をつけているだけなら、まだ前前世紀末ウイーンの医学から進歩していないことになります。

　精神的不調を英語でmental distressといいます。この不調を病気として捉えてDisease とかDisorderとか適当に名付けてもなんの解決にも患者さん本人にはなっていないのです。

　病名はあくまでも想像にしか過ぎません。こんな病気の単位があっていつか身体的基盤がわかるだろうと精神科医だけが思っているだけなんです。

　ところがその想像だけに過ぎないのにもうすでに解明されるような気になって実際の臨床に応用しているのが今の精神医学なのです。

本当は患者さんの役に立つことは何もできないのです。そういう知見はまだ何もないのです。ないけれども、精神医学という名前の権威を使って、あるかのように振る舞っているのが今の精神医学なのです。今のではなくそれは精神医学の伝統であると言っている本もあります。未だ仮説にしか過ぎない理論に基づいて、かんじゃに対しているのが精神科の伝統である。と主張している本もあります。例えば20世紀の初めには精神業患者は十分に神の教えを信じていないからそういう症状が出るのだと言って治療されていた時期があったのです。

　或いは、インスリンショック療法、電気ショック療法、ロボトミー、これらはすべて、仮説の段階で使われた療法です。今の薬物療法もまったくの仮説のモノアミン仮説を論拠に副作用がとても多く人格も変わってしまうような薬が平気でだされているのです。

　未だ、実際には科学的に根拠の無いような治療法を恰もとても科学的根拠に基づいてやっているかのように振る舞わざるを得ないのが今の精神科薬物治療の実態だと思います。

　このパラダイムは絶対に変えなければならないと考えるところです。

　精神科の診断学でとても興味深い病名があります。それはドレペトマニアという病名です。アメリカの黒人に特有の病気だという事です。アメリカ精神医学雑誌に多数の論文が掲載されています。その、病気とは奴隷のくせに逃亡を図って、逃げ出す黒人の事です。彼らは奴隷なのに逃げようと思うという認知の歪みがあって奴隷としての自分の正しい認識が無いのです。だから彼はドレペトマニアという病気と診断されたのです。治療法は鞭打ちを繰り返すことです。

　こういう事を病気として捉えるというやり方がまかり通っていたのです。

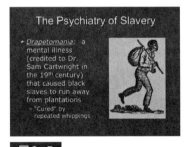

図8-5

引用元：https://www.google.co.jp/search?q=The+psychiatry+of+slavery&client=safari&hl=en-jp&sxsrf=ALeKk00pf79m9uA4MVpAzclYfyvyV-Lsbw:1582163423750&source=lnms&tbm=isch&sa=X&ved=2ahUKEwjjpeWGgt_nAhWKBogKHf6eD68Q_AUoAnoECAwQBA&biw=1366&bih=921#imgrc=Tky_jtTGrOuLTM

　こういう調子の診断が精神医学の伝統とも言える気がするのは私だけでしょ

うか。

　振り返って、今の人生の悩みをうつ病だと見る見方も歴史的に見ると後世からみて、ほんとうにこんな事を病気として捉えていたなんて、と後世の人から嘲笑される結果とならないか同時代の人間としてとても危惧します。

　これは精神医学を真っ向から否定する、反精神医学的考え方に毒されているという反論もおありだと思います。

　しかし、医学の立場からすると、精神医学のやっていることは反医学なのです。なぜならまだ理論上の実験段階のことを恰も実際の科学的真実であるかのようなフリをして患者さんに使っているのですから。

　医学の原則、ヒポクラテスの誓いから大きく逸脱しているのが今の精神医学というものだという意見もあるのです。

　ここで、しかし、産業精神医学の主流派の先生からはとても大きな反論があると思います。それは、向精神薬というものはすべて、厚労省の許可を得て合法的におこなわれていることである。という反論です。そういう反論にはこういう考え方のある事をご紹介しましょう。

　Lethal but legalという考え方です。致死的だが合法的なものという意味です。世の中にはこういうものがあふれています。例えばその典型例がタバコです。タバコは多くの国で合法的に売られていますが、喫煙により、癌患者は激増し、心筋梗塞、脳卒中、肺気腫、タバコにより発症する病気は枚挙に暇が無いほどです。しかし、これは合法的に売られている。向精神薬も似たようところがあります。タバコは一時的に人の気分を良くさせストレス解消になる面もあるかもしれません。しかし、何十年も続けると致死的な病気となっていくのです。

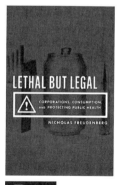

第8章

図8-6

引用元：Oxford University Press 2016

　向精神薬だって、一時的には気分が落ち着き良く寝られた気になるかもしれません。しかし、長期的には脳の萎縮が出現し、性格が変わっていく事だって多くあるのです。

向精神薬の認可にやられる臨床試験はほんの3ヶ月程度の臨床試験が行われているのに過ぎません。5年も10年も長期投与した結果はむしろ、薬を飲まない方が良かったという統計結果も出ているのです。

　このように考えると向精神薬の多くも、合法的だが致死的なものの一つであると考えても良いと思うのです。

　DMP理論に基づく今の産業精神医学のやり方は、かえってうつ病患者を増やし、職場のメンタルヘルスの衛生状態を悪化させています。

　職場の精神的不調に陥った人に対しては別のアプローチが必要です。

　その為の考え方として、精神医学の中からも色々な考え方があり得ます。

　オープン ダイアローグ、グッドプラクティス、トリエステモデル、ポスト精神医学などの考え方です。

　こういう新しい考え方に基づいて、メンタル対策は今後は構築されていくべきだと考えます。

メンタル対策を診断すると

メンタル対策を診断すると

　私は普通の内科医を30年近く続けた後、産業医という分野に入り、そこでメンタル対策というものに出会いました。

　精神科を全く専門としていない普通の内科の医者にも、メンタル対策の公演をしてくださいという依頼が毎月のように来るようになりました。

　最初にやった、講演会は正に、今回私が批判している、DMPモデルを使った講演会です。過剰なストレスが精神疾患を引き起こすのだから、ストレスを解消していく方法を自分で見つけていきましょう。上司も部下のいつもと違う変化に気付きましょう。それで気づいたら産業医に相談しましょう。相談された産業医は外部の医療機関に相談しましょう。出来るだけ早くそういう体制を整えるべきである。

　そういう内容の講演会です。私がこの講演会をやったのは8年前くらいです。何もわからない状態で、職場のメンタルヘルス対策というような本を読んで作ったものです。今から考えるとこんな内容の講演会をやった事は本当に申し訳ないと思う次第です。その償いの意味も込めて私は本を出版したいと思いました。

　驚くべきことにこの内容は、今でも同じ内容でセルフケアの講演会としてやられているのです。ただし、最近はこういう内容を社労士事務所がやる様になっているみたいです。同工異曲の内容が20年近く企業のメンタルヘルス対策講演会などでやられ続けているのです。

　しかし日々出会う常識はずれの診断書を読むにつけこの常識はずれの診断書がなぜまかり通るのかという疑問がだんだん湧いてきたのです。

　それでわかったのは現状の産業精神医学と言われている分野にDMPモデルが席捲しているということです。

　しかし、精神医学の世界は単にDMPモデルだけなのではありません。もっ

と豊穣な世界が広がっています。ただ現実にはDMPモデルが唯一絶対の精神医学の考え方であるかのような勢いで厚労省はメンタル対策をする様に、企業に要請しているのです。

　しかし間違った前提では正しい結論は得られません。
　実際にこのDMPモデルによるメンタル対策の結果は惨憺たるものであると考えられます。

　その理由と詳細については今までの章で書いてきました。

　では、具体的にどの様な風にやっていけば良いのか。精神的不調者に対する私の実践的面談方法をお伝えすることにします。

　33歳。男性の人です。社会人13年目ですが、最近5年間で三度の転職をしています。最初の転職の時のきっかけは上司から酷い叱責を受けたことが原因でした。
　自分のミスであったのは間違いないと本人も思いました。しかし、そう思えば思うほど会社に行きたくなくなったのです。
　これは了解可能な悩みです。誰だって、自分の失敗で叱られたら会社に行きたくなくなることくらいあるでしょう。
　それである日無断欠勤してしまいました。金曜日の話です。
　月曜日に出社したところ、産業医からの呼び出しがありました。
　大きい会社なのでメンタル対策が徹底されているのです。
　それで、産業医と面談すると、すぐに精神科に行きなさいと言われました。
　精神科に行って悩みを話しました。でもやっぱり会社に行かないといけないし。と思わず涙ぐんでしまいました。
　しかし、精神科医は言ってくれたのです。
　泣くほどのことではないですよ。私が診断書を書けば、傷病手当金もらえますから。そうすれば会社に行かなくても良いんですよ。
　彼はその言葉を聞き、給料をもらいながら次の転職活動をすることができたのです。

2社目でも、3社目でも同じように嫌になってはやめ、叱られてはやめを繰り返しましたが、傷病手当金があったので、生活に困ることもなく、転職できているのです。

　この、メンタル対策バブルの恩恵を十分過ぎる位受けている彼に対して、どういうアプローチをすれば良いのか、私も考えあぐねているところです。

　しかし、やはり彼にも上司に叱られることくらい、会社でも当然起こることだし、そういう事を通して仕事を覚えていくというのがキャリアアップに繋がっていくのではないか。そういう普通の常識的観点から話をしていくしか無いのでは無いかと考えています。

　ところで、少し失礼かもしれませんがこのDMPモデルに基づいたメンタル対策を主導している先生方について、少し、DSM流に診断してみたらどうでしょうか。

　そういう偉い先生方にも明らかに妄想がある。と言えるのではないでしょうか。

　妄想とは明らかな反証があっても確信が保持される、誤った揺るぎない信念である。

　妄想とは、事実と違うことを事実だと信じ、それに明らかな反例があってもそれを頑固に認めないことであると辞典には書かれています。

　メンタル対策の早期発見早期治療モデルは明らかに、事実と違います。鬱は心の風邪のように簡単には治らないのです。産業医大のビデオのような例は聞いたこともなく、サイコドクターの様な典型的事例も全く起こりません。

　それは正にメンタル対策をしている精神科医の頭の中だけにある理念型の経過

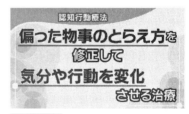

図9-1

引 用 元：https://www.nhk.or.jp/kenko/atc_207.html

に過ぎません。しかし、現場で多数の面談をしている私からするとそういう例

は一例もないのです。

　それで、職場のメンタルの衛生レベルはどんどん悪くなり、うつ病患者はどんどん増えているのです。

　対策をやっているのにどんどん患者が増えている。これをおかしいと思えないのは認知の歪みでしょうか。

　自分の価値観に固執し過ぎて大きな世界が見えていないと言えるのかもしれません。

　もし、そういう妄想や認知の歪みの治療法を御存知ならご自分達にまずやられることを私としてはお勧めしたいと思うところです。

　私がこういう風に、産業精神医学を作ってきた先生方の事を、真正面から非難する事ができるのは、私が、そもそも精神科とは全く関係のない所で長年仕事をしてきたからだと思います。私は全く、ありきたりの内科医を何十年もやってきたに過ぎない人間でしたから。

　しかし、身体医学を長年やってきた経験から見て、今の産業精神医学の中で行われている事はどう考えても常識から外れているのです。

　患者数がどんどん増えても誰もなんとも思わないし、一般常識が破壊されるような診断書でも普通に何も考えずに出す事ができるのです。

　勿論最初の動機に悪意があったのではない事は間違いありません。自殺率の高い日本という国のメンタル対策をどうするかという純粋な動機から始められたメンタル対策である事は間違いありません。

　その時のタイミングが偶然なのか仕組まれたものなのかわかりませんが、丁度、DSMを輸入し、SSRIが発売される時期に重なっていたというだけなんです。

　この二つのパラダイムが、それを導入しようとした先生たちの権威もあって、全国の精神科外来を席巻することになってしまったのです。

　このパラダイムを問い直す作業を続けていくと、そもそも、精神的に不調な人に対して、それを病気として捉える捉え方自体が正しいかという疑問に逢着するのです。

　精神医学は伝統的に気分の不調に病名を付けてそれを「治す」方法を探求し続けてきた学問ではあるのでしょうが、未だ、その病名の付け方も、治療の方

法も全く仮説や仮定の域を出ていないのです。

　未だ、実験段階の治療法や仮説段階の病名の付け方を恰も確立した科学的方法であるかのように装っているのが精神医学の伝統だと言えば言い過ぎでしょうか。

　精神医学は医学とは名乗っていて、医学というものの伝統の権威を使っているのですが、実際は、医学の原則から外れた事をし続けているという主張もあります。医学の原則とはその治療をすることによって、自然経過よりも良くなる事が前提です。そしてその治療により、害悪が及ぼされるような事ができるだけ起こさないようにする必要があります。これがヒポクラテスの誓いです。まして、仮説や仮定の段階のことを臨床に応用するなどという事は厳に慎むべきなのです。

　統合失調症、躁鬱病、うつ病、双極性障害、人格障害、発達障害、ゲーム依存症、アルコール依存症。こういう病名が付けられてはいますがこれも、本当は何を意味するか厳密に診断が出来るのかある意味専門家の間でもはっきりとした定義は多分無いのです。DSMによってすら、診断の一致率を上げることはできなかったのです。診断の精度がいい加減なものであればどうやって、ある病気についての学問的議論ができるでしょうか。そうして、その脳の異常の局在は全く解明されていないのです。それはいつか解明されるだろうと精神科医の間だけで合意が出来ているだけです。しかし、本当の医学では、実際に臨床に使うのは物事が解明されてからの話なのです。精神の事は未だ何も解明されていないのです。にもかかわらず平気で仮説段階の知見を患者さんに使っているのが精神科という物の伝統だという指摘に妥当性を感じざるを得ないのです。

　だから、こういう病名に処方される薬の有効性については真の科学的根拠は皆無であると言ってもいいのです。

　ここまで強く言ってしまうと精神科を研究をされている先生から強い批判があると思います。今、我々精神科医の使っている薬は最新、最高の先生方のコンセンサスによって、決まったガイドラインに則ってやっているのである。現在における最新最高の専門家が合議して得られた、結果薬を投与しているのである。

　こういう反論が勿論おありだと思うのです。しかし、この言説の中でポイン

トは、最新最高とういう所です。最新の結論ではそうかもしれません。しかし、その最新というレベルが未だ実用段階に至ってないとしたらどうでしょう。いくら最新の知識でもそれでは未だ実用できるレベルではないとしたら、そんな事を実際に人に使ってみることなどしてもいいことなのでしょうか。

北杜夫の小説に出てくる人物が、精神病の患者が治らないのでどうすればいいか悩むところがあります。彼は精神病の患者にインスリン注入療法をやるか悩むのです。インスリンショック療法は当時最新の治療です。しかし今から見たらこんな非科学的非人道的治療はないのです。

だから、精神医学の中では最新だから、いいものとは限らないのです。とても、非科学的なものも最新だとされてきたのです。

もう一つ、今やれることはそれしかないのだから、今やれる最新のことをやって何が悪いのかという反論もあり得ると思います。しかし、単なる人生の悩みで、会社に行けないという程度のことがそれほど緊急性を要するでしょうか。危険極まりないかもしれない実験段階の治療を試してみる必要があるでしょうか。

精神科治療学の本当の科学性をしっかり吟味する必要があると考える所です。

もう一度「メンタルクリニックへ行こう」という本の内容を思い出してください。その本の中で慶応OBグループの先生方は高らかに宣言しているのです。「我々精神科医が現在使っている薬に心配するような副作用は決して出る事はありません。」と言い切っているのです。しかし、その数年後に発売されたSSRIという薬は、以前の薬に比べて格段に副作用が少ないという触れ込みで発売されたのです。それでは当時の心配する副作用がありませんという宣言は何だったんでしょうか。

もう一つ、アメリカ精神医学雑誌の元編集長は2002年に統合失調症の患者は大脳皮質が萎縮しているから、マイナー症状と言われるものが出るのだという論文を書きました。

しかし2008年には統合失調症の患者の大脳皮質が萎縮しているのは薬のせいなのだという事をニューヨークタイムスのインタビューで述べているのです。

僅か、数年でまるっきり正反対のことを、日米の最高の精神科医たちが言っているのです。この事実はどう捉えるべきでしょうか。それくらい精神科とい

う学問はどんどん進歩しているということなのでしょうか。

　私はそうではないと思います。未だ実用レベルに達していない仮説や仮定を使っている学問だから、コロコロとその主張が変わってしまうのだと思います。仮説や仮定は恣意的にいくらでも変えられるのですから。最高の専門家の合意さえあれば。そうして、最高の専門家の先生たちには巨大製薬会社から多額の寄付がされてきたのです。

　こういう言い方はとても陰謀論にも聞こえますのであまりしたくないのですが、こういう事実があったということだけは指摘しておきたいと思います。

　何しろ同性愛が病気であるかどうか、最終的にはアメリカ精神医学会は投票で決めたのです。何が病気で何が病気でないか。科学的な根拠があるわけでは決してありません。

　いくら最高レベルの先生が最新の知見に基づいて言ったことでも必ずしも信用できないと感じてしまうのはやむを得ないことなのかもしれません。

　もう一度虚心坦懐に、精神的不調ということをどうやって改善していくかということを考えるべき時に我々は居るのだと思います。

　具体的な精神的不調の人に対してどういう風に接するか。

　具体例に即して話してみたいとおもいます。

　入社3ヶ月目の面談。会社にはだいぶん慣れてきたという。キャリア入社面談。体調大丈夫です。という。仕事はだいぶん慣れてきた。前の仕事に比べて、業務量精神的負担は減った。しかし、プレッシャーがある。

　睡眠時間4時間。途中覚醒結構ある。

　安田さんは色の白い上品そうな学究肌の人に見えました。少し睡眠時間が短いですね。

　もう少し寝たほうがいいですよ。と簡単に言ってはダメなのです。

　睡眠は非常に大事なもので人類進化の最大の財産だとも言われています。こ

の方への反省を込めて睡眠の大事さを確認していきたいと思います。

　睡眠によって、産業医学的な問題の殆どが解決できます。

　睡眠を十分に取れば事故の確率は減ります。糖尿病や高脂血症にもなりにくくなります。

　癌にもなり難くなるしアルツハイマーも予防します。

　睡眠は凡ゆる病気の最終的な特効薬とも言えるのです。

　睡眠の話はそれだけで一冊の本になるくらいの内容を含んでいます。

　その内容を書くのはまた別の機会に譲ることにします。

　今回、最後に提示する社員の方のお話は本当に現在の産業精神医学を壟断するDMPモデルが本当に実際には害悪しか及ぼしていない例として挙げなければならないことは本当に不幸な事だと思います。

　安田君は入社３ヶ月目の面談の時には、睡眠時間が少し短い以外、特に問題はありませんでした。今回の会社は前の会社より、仕事量も少なくて居心地がいいと言っていたのです。

　５ヶ月目の面談の時も仕事はだいぶん慣れてきた。睡眠時間も少し長くなり５時間くらいになったと言っていたのです。

　ところがその４ヶ月後のことです。

　最近不眠が続いているので、メンタルくしニックを受診したと言います。安定剤のようなものをもらったところ、めまいがしたと言います。

　その上に途中で目が醒めることが多くなった。睡眠が浅くなる感じがするというのです。

　それで会社にはきていない。めまいの薬を貰ってもめまいは治らないというのです。

　二週間ほど会社を休んでいると言います。

　でも彼は実は悩んでいたのです。よく聞くと仕事の内容が合わない感じがする。前はメーカーの立場で仕事をしていた。今は、仕事の内容が全然違う。と言います。

　この悩みで仕事に来られなくなった。正に人生の悩みによる人生の危機です。

ここでこの悩みを解決する方法を全力で解決すべきであったのです。

　しかし、彼はメンタルクリニックに行ってしまいました。それで、睡眠薬をもらいました。副作用でめまいが出たのでめまいの薬ももらいました。しかし、睡眠薬で逆に睡眠が取れなくなりました。

　次の面談はゴールデンウィークあけの5月10日です。この間どうでしたか。ふつうに尋ねました。すると、彼はメンタルクリニックで薬を増やしてもらったというのです。その内容がイフェクサー、プロチゾラム、ベルソムラ、ロラゼパム ということでした。この程度のふつうの人生の悩みに対して、正に抗精神薬のフルコースの薬がいきなり出されたというのです。

　私はその時はこの程度の軽い悩みの人なのだから、違和感はありましたが、すぐに薬なんてやめてもらえると思っていました。しかし、5月21日の面談ではイフェクサーは150mgに増量されたというのです。それで6月20日まで休む必要があるという診断書です。

　6月11日の面談ではイフェクサーが187.5mgに増やされたと言います。その理由はお笑い番組を見ても今までは大笑いできていたが今はクスッとしか笑えないというとそのくらいならどちらでもいいけどやっぱり増やしましょうと言われたというのです。

　単なる、メーカーとの立場が違うという当たり前の悩みで寝られなくなっただけなんです。

　ここまで薬を飲む必要がどこにあるのか、私は大変疑問に感じました。

　それで7月2日面談。未だ復帰は無理だと言われたということです。

　8月3日。よくなってきているとは思うが3時間くらいしか寝られないというとトラゾドンという薬を追加されたと言うことです。

　その後も10月に復職することになったのです。

　私は、もうそこまで薬を飲む必要はないのではないか。十分治っているし、うつ病の診断に客観的なマーカーがあるわけでもない。

　今度精神科の先生に薬を増やす根拠となるような、検査結果を見せてくれるよう言ってみて下さい。と言ったのです。

　そうすると、そんなことを言うのはハラスメントだ、ドクハラだと保健師に対して騒ぎ出すようになったのです。

あんな医者とは二度と面談しない。あいつは俺の病気のことがわかっていない。と言い出したのです。そして保健師が宥めるとお前の対応が悪いから、こんなことになるのだ。自分は病気になったのは会社のせいだから法的手段をとる。などと言い出し始めました。

　しかし、なんとか宥めて、会社に来るようになっていました。

　それから半年が過ぎました。

　翌年の11月です。上司から連絡がありました。安田君が暴れ出している。

　体調不良で休んでいるので心配して人事の上司がファミレスで面談したところ、逆上してコーヒーをかけられ、胸ぐらを掴まれたと言うことがあったと言うのです。

　しかし精神科の先生はこんなことがあっても治療はうまく行っているということなんです。

　これは、明らかにイフェクサーの副作用でこんな事をしているのだと思われます。イフェクサーには攻撃性が出現すると能書に書かれています。

　単なる人生の悩みを病気と断じられ、薬を処方されめまいが起き、さらによく眠れなくなった上に、社会人としてあるまじきような行為をしてしまったのです。

　更に偽のアカウントで、フェイスブックを使ってその会社の人事や上司や同僚を個人攻撃するようなこともやっていることが後になってわかりました。

　精神科の医者はその異常行動は病気のせいだと言うでしょう。

　しかし、ふつうに客観的に考えて、単なる人生の悩みを病気として仕立て上げられた挙句、薬の副作用でとんでもない異常行動を繰り返すようになってしまったのです。

　最初に挙げた、悪魔のような母親に育てられたからこうなったという妄想が出てきたのと同じです。

　会社のせいで自分はこんな病気になってしまった。法的措置を考えている。そういう妄想を抱くようになってしまったのです。

　DMPモデルを一刻も早く辞めて、人生の悩みは悩みとして解決するという当たり前の、ふつうの常識を産業精神医学の世界が取り戻して欲しいと切に願うのです。

睡眠時間4時間。これが安田さんの唯一の問題点でした。

　睡眠の重要性は別のところで論じたいと思います。

　朝一の太陽を浴びること、コーヒーは夕方5時以降は控えること、入浴は湯船に浸かって体を温めること、寝る前のスマホやパソコンは止めること。
　こういう基本的な生活指導を安田さんに徹底していればこんな事にはならなかったのに、とすごく残念に思います。

　1人でも多くの人がDMPモデルという罠から一刻も早く解放されて欲しいと願ってやみません。
　1970年代のトリエステの統合失調症患者の人達は良心的な精神科医のおかげで、一生病院に閉じ込められる生活から、地域でふつうに生活できる人生に変えることが出来たのです。

　2019年の日本のうつ病患者と言われる人たちも、実は、休業しないといけないという精神科医の診断書で拘束されているのと考え方としては同じ状態です。
　その診断書に科学的根拠は微塵もありません。
　我々は本当に患者さんの為になる方法をとらなければなりません。

　DMPモデルという似非科学に基づいた考え方を排して、一刻も早く普通の常識的な対応によって、悩みは悩みとして解決する以外方法がないという事実を確認する作業から始めていかなければなりません。

　しかし、その作業は別に困難なものではなく、DMPモデルという桎梏から、解放されるという作業をやれば済む話です。

　精神科医、産業医、医者、社員、家族、子供、普通の市民。そういうすべての人に言うだけです。王様は裸だ。ではなくDMPモデルはニセ科学である。

　そういう事実を普通に伝えていくだけの簡単な作業です。

でもそうは言ってもです。仮にここまで読んでいただいて、私の考えを全面的に理解してくれた人がいたとしても、実際問題、その考えを今の精神科外来にどういう風に反映すればいいのか。

　それはとても難しい問題だと思われると思います。

　しかし、精神科の先生は患者に寄り添うという訓練はできているわけですから、無用なパラダイムを適応する前に、まずは教養深い常識から考えることから始めれば、そんなに難しいことをする必要は無いのです。

　ここまでの話をとても理解してくださる精神科の先生が実際にいらっしゃいました。それでその先生が出来るだけDMPパラダイムを使わずに外来をした時の事を教えてくれました。先生の許可を得てその話を書き記しておきます。

　今の世の中がうつ病ブームの真っ只中です。精神科疾患ブームの真っただ中と言っても良いでしょう。単なる人生の悩みでもうつ病と診断しない方がおかしいという風潮です。ちょっとした落ち込みでも、人生の悩みでも、その時点で、DSMの基準に当てはめればうつ病だし、CESD試験をやればうつ病以外の何者でも無いのです。

　うつ病である以上、ガイドラインに従って、薬の投薬が求められます。その結果治ればもちろん良いですが、治らずに副作用で苦しむだけになることも多いのです。この例は機械的に重度のうつ病と診断され、ガイドラインに沿って投薬された結果凄い副作用が出て、どうしようもなくて別の精神科の外来にきた人の例です。

　28歳女性の方です。部屋に入ってきたときにはとても、深刻な様子でした。本当に色々なことが煮詰まってどうすればいいのかわからない状態であるという事がオーラとして現れていました。

　問診票を見ると、職場の悩みで寝られない、落ち込んでいる。実は、この症状でほかの病院につい最近受診した事があるという事が書かれていました。

　そしてそこで出された薬が、サインバルタ、レキサプロ、ベルソムラ、テトラミド。という組み合わせだったと書かれています。

自分は、仕事に行きたいのに、どうしようもなく落ち込んで、動けなくなり、でも何とか会社に行こうと、この落ち込みを治して貰おうと何とか精神科に行ったのに、貰った薬を飲んでも全く元気にならないどころか、朦朧としてしまって、逆にさらに動けない状態となった上に吐き気がひどくて、ものを食べる事も出来ない状態になってしまったという事なんです。

　この方のSESD検査によると、彼女は明らかな鬱病でした。

　しかも重度のうつ病です。鬱病には十分な休養と投薬がガイドラインで推奨されている事ですから、前医も鬱病だと診断し、十分仕事は休んだ上に、薬をしっかり飲んで下さいと薬を出してくれたのです。彼女はとても重度のうつ病という検査結果だったし、見るからに重度のうつ病だったので、薬をフルコースで出したというところだったのでしょう。

　しかし、彼女は仕事に行きたいから、精神科に来たのです。彼女には仕事に行かないといけない理由があったのです。

　単純に、うつ病と診断された以上、治癒するまで休みなさいというわけには行かない理由があったのです。

　山口先生は彼女の話を聞きました。彼女は長野県出身でしたが、家族との折り合いがあまり良くありませんでした。それで、大学に入るときに、遠くの大学に行きたいと思いました。

　それで、長野県出身の人には珍しく、京都の大学に行ったのでした。

　その大学は、関西の私立大学の中では有名な大学だったので、彼女はある程度成績は良かったと言う事です。

　彼女は、文化人類学というあまり実用的で無い学問を専攻していました。

　運悪く彼女の就職のときにリーマンショックが起こってしまいました。それで、関西の有名私大であっても、あまり実用的で無い専攻だったので就職に失敗して、就職浪人してしまったのです。

　就職浪人の話は親には内緒でした。卒業してからは東京に出てきて、就職活動しながら、アルバイトで生活していました。

　東京では生活費がとてもかかります。彼女は夜のバイトも少し始めることにしました。

　何とか就職活動に成功して、希望の大企業に入りさえすれば、そんなバイトをする事もありません。ただ、少しだけ、今だけ、少しだけキャバクラで働く

ことにしたのです。

　就職浪人していることは誰も知りません。親も友達も東京で有名企業に就職したと思っています。長野から京都の有名私大に入って、今は東京でバリバリ働いていることになっているのです。

　でも、実際は、昼間のアパレルのバイトと夜のキャバクラの仕事で何とかやっているのに過ぎないのです。その傍ら、就職活動もしなくてはなりません。

　彼女は生活のために働かないといけないのです。

　でも、もっと話していくと彼女の本当の苦しみはそこにあるのではありませんでした。

　昼間アパレルの仕事、夜、キャバクラの仕事というのは半年前までの話で、今は、実は、吉原のソープランドで働いていたのです。

　キャバクラの仕事で借金が出来て、それを返すためにソープランドで働かざるを得なくなったというのです。

　しかし、朝6時からの早番と、午後4時からの遅番のシフトがあって、生活リズムが無茶苦茶になり、職場に出勤しようとしても動けなくて、それで、最初の精神科に行ったという事なんです。彼女はお金を返すためにどうしても、ソープランドで働かなければならないのです。悠長に休んだ方がいいなんて状況では無いのです。

　彼女を型通りうつ病と診断し、ガイドライン通りに治療と称するものをやっても何の解決にもならないのです。

　それで、山口先生は言ったそうです。貴女の気持ちはよくわかります。誰だってそういう状態になれば動けなくなるくらい気持ちが塞ぎ込む事だってあるでしょう。

　その薬は、すべて、眠気を誘う副作用がありますから全部一旦やめてください。

　代わりに気分を落ち着かせる漢方薬を出しておきましょう。

　それから、生活リズムを整えることが1番大事です。シフトに合わせて、何とか睡眠時間を最低でも6時間は確保してください。

　その為の補助の薬として、メラトニンの分泌を刺激するようなお薬を出しておきます。

　それから、山口先生は大学の教養部時代に少し勉強したことのある、文化人

類学者であるレヴィストロースの話をすると、彼女はとても生き生きとした目になって、構造人類学というみすず書房から出ている本について語り始めたということでした。

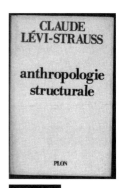

彼女は帰るときには入ってきた時とは見違えるほど吹っ切れた様子で出て行きました。まるで、ゼミの教授と卒論の相談をして、やっと目処が付いた女子大生の様な感じで出て行ったと言う事です。

一週間後。彼女は再び山口先生の外来に現れました。

一週間前とは違って、かなり化粧も濃く、見方によっては夜の仕事をしている風にも見えました。

入ってきて一言、彼女は言いました。先週はありがとうございました。すっかり良くなりました。気持ちの整理がつきました。先生に話せて本当に良かったです。今は、きっちりシフト通り、仕事に行けています。

私のやるべきことは、一刻も早く借金を返すことだと言うことがわかりました。それ以外、しょうがないんです。人生には色々な事が起こり得るんです。でも、レヴィストロースがフィールドワークした、南方の人達よりは私には自由があります。生まれた時から結婚相手の決まっている交叉いとこ婚の部族に生まれたのではありませんから。私は長野から京都に行けたし、今は東京に住んでいるし。私の選択でこういう風にしているのです。

そういう事がわかりました。先生。本当に有難うこざいました。

彼女はそう言って、今度は大人の女性の様に颯爽と出て行ったという事です。

彼女はその後二度と、山口先生の外来には現れなくなりました。

彼女の悩みは特別なものだったかもしれません。しかし、彼女はうつ病スティグマを危うくつけられそうだったのです。それでうつ病治療のガイドラインに沿った治療が始められようとしていたのです。そのガイドライン治療は少なくとも彼女には有害なものでしかありませんでした。DMPモデルが間違っていると理解してくれた山口先生のおかげで、彼女は回復したのでした。

こういう外来こそ、本当に公衆衛生の向上に資する外来だと思います。

人生で悩んでいる人を病気だと断じ、全く非科学的なDMPモデルに当てはめることは何の解決にもならない事の一つの強い証左だと思い、最後にこの事例を提示することにしました。

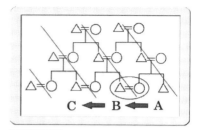

図9-3 交叉いとこ婚

引 用 元：https://www2.rikkyo.ac.jp/web/katsumiokuno/CA8.html

改めて医者の役割とは何でしょうか。医者の役割の基本は、患者さんの苦しみを取り除く事であると思います。医学は何のためにあるかというと人々を疾病の苦しみから解放する事であると言ってもいいと思います。そういう医学の原則から見ると、今、実際に産業精神医学の中で行われている事は、そういう医学の原則から逸脱しているのではないかというのがこの本の主張です。病気でない人を病気だと断じ、薬を飲ませ強制的に休ませる。これは、正に70年代のトリエステで、統合失調症の患者を強制的に入院させていたのと同じ考え方による物なのです。そういう事がどうして起こるのかという事を調べ、論理的に考えていくうちに、結果として、精神医学全体に対する批判のような結論になったことに自分でも驚いています。

私自身は別に、陰謀論によって、精神科自体をある意味イデオロギー的に全否定したいと思っているわけではありません。私は、学生時代から、精神医学のとても熱心なファンだったと言っていいと思います。そういう私から見て今の産業精神医学の中でやられている事は、本来の精神医学から大きく逸脱しているように見えたのです。でも、色々調べていくうちに、精神医学という物の歴史自身に仮説や仮定を恰も既に証明された事であるかのように使ってしまうというやり方が続いているのだという事が分かったのです。

この本をこの章まで付き合って頂けた方は「メンタルクリニックへ行くのは止めよう」というような題名はとても過激すぎて、ある種のとんでも本に近いのではないかという誤解がそうではないとわかって頂けたのではないかと思います。

この本は、日本ではあまり紹介されていない英語圏での、DSMに対する疑問や、新しい、精神医学に対する考え方を基に書かれたものです。

第9章

グッドプラクティスという考え方はヨーロッパのWHOが注目している物だし、ポスト精神医学という考え方はオックスフォード大学出版会から、出されている本の題名です。

　私自身もこういう権威を借りて語っていますが、精神医学の権威は、アメリカ精神医学会のDSMだけではないという事を日本の人にも知ってもらうだけでも意味のある事だと思っています。

　いずれにしても、先程言った山口先生の様なDMPモデルによらない精神科外来が広がる事で、20年後にはうつ病がみるみる減少し、コレラや結核のように厚労省のホームページに「うつ病撲滅の歴史」というグラフが記載される日が来ることを信じて筆をおきたいと思います。

| 第 10 章 |

結論

結論

　厚労省のメンタル対策が行われ始めて20年近くが経過している。その間うつ病患者はほぼ一貫して増え続けている。メンタル対策をしながらこのようは状態に陥っているというのは現状の対策の方向性が間違っているからではないかと考えられる。ある病気の対策をしているにもかかわらずその病気の患者の数がドンドン増えるということは、公衆衛生が次第に悪化している状態だと考えられるからである。

　現状の厚労省のメンタル対策というものは、4つのケアをしなさいということであるが、その考え方の根本には4つのドグマがあるのだと考えられる。

　4つのドグマとは、人生の悩みでも仕事の悩みでもなんでもうつ病の初期症状として捉えるべきである。というドグマ。うつ病である以上、ものアミンが狂っているというドグマ。狂っている以上、薬を飲めば簡単に治るというドグマ。この三つの前提がある以上、できるだけ早く精神科を受診すべきであるというドグマ。この四つのドグマに基づいて、メンタル対策という名の精神科早期受診勧奨運動が強力に進められてきたのがこの20年間のメンタル対策というものの本質であると考えられる。

　この四つのドグマは実践的にも理論的にもいずれも正しくないという結論が第4章で得られている。現状の厚労省の主導するメンタル対策なるものがうまくいっていないのも当然の結果と考えられる。

　この、四つのドグマの起源はどこから来たのだろうか。それは1994年に出版された、慶應大学OBグループが出した「メンタルクリニックに行こう！」という本が主張しているような、職場の悩みでもなんでもメンタルクリニックに行けばその悩みは解決しますよという考え方が広がった結果である。

　この考え方というものは、DSMによる診断基準の影響が大きいと考えられる。

　DSMは、日本では知られていないが、英語圏では、常に批判にさらされている。それは反精神医学の立場の人たちだけではなく、精神科医学会の重鎮たちも様々な非難を行なっている。

DSMによれば痴漢でも、ゲーム依存でも病気とするのだから、DSMは病気押し売りマニュアルであるという批判は普通の常識にとても叶うものである。

　DSMというものは70年代に、危機に陥った、アメリカ精神医学会が窮余の一策として捻り出したものである。

　ローゼンハン の実験による批判は精神医学会にとって根本的なものであり、だからこそ深刻なものでもあった。どんなアメリカの有名な精神病院でも、本物の統合失調症の患者と偽物の患者を区別できないという論文がScienceというとても権威のある医学雑誌に掲載されたのである。

　そういう、本物と偽物を区別できない精神医学というものは、本当に医学という名に値するだろうかという根本的な批判が起こり、反精神医学の運動や、保険会社の支払い拒否、アメリカ心理学協会との対立。こういう、いくつもの危機を一挙に解決するために作られたのが、DSMというものであった。DSMは症状の原因を問わず患者の訴えだけで、病気を診断していいことにしている。これによって、精神科医は正常と異常を区別しないといけないという動機が無くても良いことになったのである。患者の症状と言われているものの寄せ集めで病名を決めて良いというとても安易な原則をDSMというものが建てたのである。

　それはアメリカ精神医学会の権威により物凄く正しい真理のように扱われるようになったのだが、実際にそういうやり方が本当に科学的なものなのかどうかは検討されてはいない。

　しかし、アメリカの偉い先生達のいうことに反論する理由もないと考えた、日本の一部の偉い精神科の先生達もこういう考え方を受け入れることにしたのである。これによりうつ病患者が激増するのは当然のことである。しかし、精神科医が診断の仕方を変えるようにしたという話は、記者会見やマスコミに発表したことはないのである。こういう重大な変更をある意味こっそりと、精神科医の間でだけするような事は許されるべき事なのか検討の必要があると思うところである。

　こうして、人生の悩みでも何でもうつ病の始まりであると言うような言説が、十分な科学的根拠もないのに当たり前のように広まっていったのである。

　それは、慶應大学OBグループが出したメンタルクリニックへ行こうという本や日本テレビのサイコドクターというようなドラマによってドンドン一般社

会に広まることになった。

　一方、アメリカで始まった、SSRIという抗うつ薬はセロトニンの不足により
うつ病になるのだという考え方を世の中に広めることになっていった。しかし、
セロトニン仮説は仮説に過ぎずこれにも全く科学的根拠はないのである。単な
る製薬会社の宣伝文句キャッチコピーに過ぎないのである。SSRIのうち最も最
初に出されたプロザックという薬は元々は痩せ薬や降圧薬として発売するか検
討されていたような薬であった。しかし、1番儲かるのは抗うつ薬として売る
事であるという上層部の判断によって抗うつ薬として発売されることになった
に過ぎないのである。

　日本で90年代の終わりにSSRIは発売されたが、思ったほど売れなかったの
である。
　それは、日本では普通の人生の悩みで精神科に行くというような習慣がない
からであると、製薬会社のマーケティング担当者は分析したのである。
　そこでその意識を変えるために2001年京都でカンファレンスを開き、欧米で
は、人生の悩みでも何でもメンタルクリニックに行くのが当たり前なんですよ
ということを医療人類学者に発表させて、日本でもそうすべきであるというよ
うなコンセンサスを作り上げそのパンフレットを持って、週に二回、プロパー
が日本中のメンタルクリニックを回ったのである。
　その結果、あるゆる人生の悩みを精神科で引き受けますというような考え方
がドンドン広まっていったのである。町には精神科クリニックが溢れるように
なったのである。

　こうして、全く科学的根拠のない二つのパラダイムが精神科外来を支配し、そ
れに基づいたメンタル対策が企業で推奨され、世の中には治りもしないのにい
つまでも薬を飲ませ続けられているうつ病患者が溢れるようになったのである。
　また、こういう状態が続くことによって何か嫌なこと人生の悩み事があれば、
すぐに精神科に駆け込んで診断書を貰い、会社を休みながら、傷病手当金で、好
きな生活をエンジョイするというような輩が、出現するようになったのである。

厚労省も精神科医も、製薬会社も、うつ病患者も誰にも悪意があるわけではない。しかし、結果として、うつ病患者は激増し、社会の道徳は著しく毀損されているのである。

　その理由は、今、行われているメンタル対策、あるいは精神科外来のパラダイム、このいずれにも、科学的根拠が全くないからであると考えられるのである。

　科学的根拠がないだけではなく薬の投薬は様々な異常を患者に起こさせる。日本の精神科外来では元々統合失調症の薬として開発された薬が、新生代の抗精神薬という触れ込みでうつ病にも使われるようになったのである。しかし、こういう向精神薬は猿の実験でも統合失調症の患者の長期投与のデータからも、脳を萎縮させてしまうとんでもない副作用があるのである。

　メンタル対策という美名のもと、人格を変化させ前頭葉の萎縮させるような薬を10年以上も飲ませ続けられている人があとを絶たないという事実を一般の人にも広く報せ、国民的議論を巻き起こすべき時期に来ているのである。

　間違ったパラダイムでも有効に働いていれば良いのだが、現状のDSM モノアミンパラダイム、これをDMP パラダイムと呼ぶことにしましたがこれではメンタル的な公衆衛生はドンドン悪化の一途を辿っているのである。

　真の職場のメンタル面での公衆衛生状態を高めるためにはできるだけ、うつ病患者を減らしていくことである。

　そのためには人生の悩みでも何でもうつびょうだと断じちょっとした不眠でも大騒ぎして精神科に早期受診させるというようなやり方は、本当のメンタル対策の逆のことをやっているのだと思われる。今のメンタル対策は、病膏肓に入るという言葉をもじって言えば病を膏肓に無理に押し込んで訳の分からない状態にしているというような事を結果的にはやっているのである。

　一人一人の悩みの原因を聞き、それを解きほぐしてくことを地道にやる以外、解決の道はないということを知るべきなのである。

　人生の悩み、精神的な落ち込みをすべて病気と捉えるのは科学的に正しくな

いのではないかという考え方が欧米では広がりつつある。

精神的な不調を病気として捉えるのではなく人生の一つの危機に過ぎないと捉えるオープンダイアローグという考え方。

ヤスパースの精神病理学という考え方は本当に科学的に正しいのだろうか。人間の気持ちを癌の顕微鏡写真のように固定してみることができるのだろうか。もう一度そういう根本的な事を考えていこうというポスト精神医学の考え方。

統合失調症の人は一生治らずに何をしでかすかわからないから一生病院に閉じ込めておかないといけないと考えられていた50年代とトリエステで、患者を閉鎖病棟から解放したトリエステモデルという考え方。

こういう考え方を参考にしながら、真のメンタル対策を考えるべき時期に来ているのである。

そして、全く科学的根拠のない、DSMによる診断と、ものアミン仮説による治療モデルは、精神医学会の一部の先生の権威によって、多くの末端の精神科医がそれを信じてやっているのである。

しかし、その結果が多大な害悪を日本社会に及ぼしていると考えられる。

この実態を改革するためには、本当に科学的なやり方とは何かを検討すべき時期なのである。

そのためには現状の、DMPパラダイムが実は全く科学的ではなく、単に精神科の一部の偉い先生の権威によって信じられているに過ぎないという事を多くの精神科医や一般市民が知るべきなのである。

そうして、精神科の一部の偉い先生はそれはアメリカの一部の偉い先生が言っているから間違いないと主張しているのに過ぎないように見えるのである。

そして、アメリカ精神医学会は、70年代の危機を脱するために緊急避難としてDSMを作ったのに過ぎないのである。

我々は彼等の危機に付き合う必要な全くないのだと考えられる。

本当に、患者のため社会のため、日本のため多くの企業の為になるメンタル対策を構築する為には、まず、今の全く科学的根拠の一片も無いようなDMPモデルは捨て去るべきなのです。DMPモデルは精神科の中でも実は一部の先生が

主張しているに過ぎないとも言えます。精神科にはもっと豊穣な世界が広がっています。クライシスモデル、オープンダイアローグ、ポストサイカイアトリー、グッドプラクティス、いくつでも考えられるでしょう。

　真のメンタル対策の為にはそういう豊穣な精神医学を最大限活用すべきなのです。

　或いは、もう少し、精神科の歴史を客観的に見る視点が必要なのかもしれません。

　精神科の歴史は気持ちのことについて、身体医学の権威を借りながら、恰も、同じように色々な症状と言われるものを治せるのだと長年主張してきていますが、実は、その治療方法がうまくいった試しはないのという見方をしている歴史家もいます。

　例えば、信仰が足りないから精神症状が出るという仮説、インスリンショックやロボトミーにより精神病を治療しようという仮説、同性愛は病気であるという仮説、奴隷が逃亡を図るのは病気であるという仮説。

　こういう仮説を精神学は繰り返しすべて今から見ると失敗に終わっているのです。

　脳の異常を解明することで様々な精神科的症状と言われるものを解明しようという問題意識で、行われている脳科学的研究も既に、50年以上やられていますが、マスコミ的には喧しい結果が喧伝されても、未だ臨床に実用的に使えるような知見は何一つ得られていないといってもいいのです。

　さらに最近では心の進化の理論についても、研究が進んでいます。そういう研究によれば、心というものの概念も結局は、言葉によってたぐられているものだから、単なる脳の生物学的異常だけを追っても、その本質は解らないという論議が出てきています。また、心の進化に1番大事なのはmemeという生物学的、遺伝学的なもの以外の伝統、風習、言語そういうものが1番大事であるという事も言われています。文化によって、何を異常と見るかというものも当然違っていることと符合する議論です。平板なDMP理論に固執していても何の進歩も生まれて来ないでしょう。

　精神科という学問は未だ仮説段階の理論を平気で、臨床に応用しているともいえるのです。

現代の精神医学もそれとは変わっていません。単なる人生の悩みを病気だと断ずるやり方はふつうに考えればとても荒唐無稽な事なのです。しかし、そういう荒唐無稽さを全く感じなくなってしまっているのが、今の精神科外来をやられている先生方だと思います。その人達は、一部の精神科の先生の権威によって全く科学性のないDMPモデルの忠実な実践者になっているのです。

　安易で単純なDMPモデルでは、何も解決できなかったというのが、この20年間メンタル対策なるものをやってきた結果であるという事を知るべきなのです。
　社員の悩みの一つ一つを聞き、それを解きほぐしていくという当たり前の作業をしていくことが、真のメンタル対策なのはいうまでもありません。

　この本を読んで一人でも多くの人がDMPモデルの桎梏から解放される事を心から望んで止みません。

後書き

　この本を最後までお読み頂き有り難うございます。お疲れ様でした。著者として嬉しい限りです。

　私が、この本を書こうと思ったきっかけは、常識外れの診断書が量産され、うつ病患者が激増し、社会の道徳が毀損されているのに、そういうことに対して、どんな偉い専門家も何とも思っていないような状態が、産業精神医学の現場で起こっていることに気づいたからです。

　事実として、厚労省はメンタル対策を20年以上も強力に推し進めています。にもかかわらずうつ病患者は、年々増加の一途を辿っています。また、そういう事を続けてきた結果、病気でもないのに、上司が気にいらないから休んでやろうというような動機で精神科に行って診断書をもらいうつ病の長期休暇を取るというような事が普通に行われるようになっています。

　更に、症状がなくても脳が萎縮する薬を10年以上飲ませ続けられ、明らかに人格が変わってしまったような人も、たくさんいらっしゃいます。

　メンタル対策という美名のもと、こういう実態が全く報道もされず、国民の税金や保険料が闇雲に費消され、多くの国民の人生が破壊されているような政策が取られ続けているのです。

　この本を読んでいただいた方一人一人が、声をあげ、こういう実態がこのままでいいのか、国民的議論を是非巻き起こして欲しいと思います。

　また、仮に、この本を最後まで読んでいただけた精神科の先生がいらっしゃったら、是非感想を聞かせていただきたいと思います。

　この本に登場する方は、数え方にもよりますが、私が面談した人だけでも約20人くらいの方々がいます。この20人の人達の中に一人として、早めにメンタルクリニックにいってうつ病と診断してもらってよかったと言えるような人は含まれてはいません。最初にも書きましたが、この本の目的はある人たちを貶めたり、論争に勝ってやり込めたりするような事ではなく、こういう、普通に会社で働いていて、メンタル不調に陥

った人たちが本当に幸せになれるにはどうしていくべきであるかという事を論理的に考えていく事を目的としています。

　私はこういう方一人一人がメンタル不調から立ち直り、普通に働く事ができ、会社に貢献し、ひいては社会に貢献していってもらう為にはこの方達の悩みを出来るだけ聞き、それを解きほぐしていく以外道は無いのだと思います。メンタル不調を直ちに病気だと決めつけ、精神医学流の病名をつけ投薬し彼らに烙印を押す営為は、真のメンタル対策とは逆の事をやっているのだと改めて思うのです。

　メンタル対策という施策は20年以上やられ続けていますが、その間うつ病の患者は一貫して増加していると書きました。でも、この本をお読みいただいてもわかるように、うつ病という概念は1975年の精神医学辞典にはそういう病気は疾患単位としては存在しないと書かれていたのです。わずか25年の間に、人工的なうつ病ブームが演出されたと言ってもいいのです。その結果、進行している事態は普通に考えればとても残念な物です。

　こういう実態を世に知らしめる第一歩としてこの本はできました。ソ連体制の崩壊でいえば、グラスノスチの第一歩だと言えるのかもしれません。

　この本を読んで共感してくださる精神科の先生が、ゴルバチョフとなり、今の硬直した、DMPモデルを改革するペレストロイカをやって頂ければとても素晴らしいことだと思います。

　その為には国民、市民一人一人の意見がとても大事なのです。

　日本の多くの方々の良識を信じて筆を置きたいと思います。

　最後になりましたが、この本の出版を快諾していただき、丁寧な編集をしていただいた日本橋出版の大島拓哉さんに深く感謝いたします。

参考文献

Donald W Goodwin
Samuel B Guze　Psychiatry Diagnosis 7th edition Oxford University press 2018

Gray Greenberg　Manufacturing depression　Simon&Schuster 2010

Irving Kirsch.　The Emperors New Drugs. Basic Books 2011

James Davies　Cracked the unhappy truth about Psychiatry Pegasus Books 2013

David Healy　Let them eat PROZAC. NYU Press 2004

Peter M Breggin　Your drug may be your problem. Da Capo Lifelong Books 2007
David Cohen

Edward Shorter　How Everyone Became Depressed Oxford University Press 2015

Ethan Waters Crazy Like Us　Free Press 2011

Robert Whitaker Anatomy of an Epidemic　Broadway Books 2011

Lone Frank　The Pleasure Shock　Dutton 2018

Adrian Raine The Anatomy of Violence.　Vintage;Reprint Edition 2014

V.S.Ramachandran　Phantoms in the Brain. William Monroe Paperbacks 1999
Sandra Blakeslee

Fred. A Baughman Jr. ADHD Fraud.　Trafford Publishing 2006

Nicholas Freudenberg Lethal but Legal　Oxford University Press 2016

Kathleen Taylor　Brain Washing　Oxford University Press 2017

Adrian Owen　Into the Grey Zone Faber&Faber 2018

Shihiu Han.　The Sociocultural Brain Oxford University 2017

Thomas S. Kuhn　The structure of scientific REVOLUTION University of Chicago Press 2012

Stuart A. Kirk.　Mad Science　Routeledge 2015
Tomi Gomori
David Cohen

Peter D Kramer Ordinary Well The case for antidepressant Farrar,Straus and Giroux 2016

Daniel C. Dennett　From Bacteria to Bach and Back　The evolution of Minds
W.W.Nortin & Company 2018

Peter R Breggin Brain-Disabling Treatments in Psychiatry　Springer Publishing Company 2007

Richard Williston.　The inner level　How more equal societies reduce stress restore sanity and improve everyone's well-being　Penguin Books 2020
Kate Pickett

Edmund T Rolls　The Brain, Emotion,and Depression 0xford University Press 2018

Lydia Kang　Quackery a brief history of the worst ways to cure everything Workman Publishing Company 2017

Patric Bracken.　Post psychiatry　mental health in a postmodern world Oxford　University Press 2006
Philip Thomas

Michael Pollan　How to change your mind　The new science of Psychedelics Penguin Books 2019

Peter Kinderman　A prescription for Psychiatry　Why we need a whole new approach to Mental health wellbeing Palgrave Macmillan 2014

Owen Whooley　On the Heels of Ignorance　Psychiatry and the Politics of Not Knowing University of Chicago Press 2019

Terrence W. Deacon. Incomplete Nature　How mind emerged from Matter
W.W.Norton &Company 2011

Joseph Le Doux. Anxious Using the Brain to understand and treat fear and anxiety
Penguin Books 2016

Herb Kutchins. Making us Crazy　DSM: The Psychiatric bible and the creation of mental disorder
Stuart A Kirk
Free Press 1997

Peter Kinderman　The new laws of psychology
Constable & Robinson 2015

Lauren Slater Drugs that change our minds.　The history of psychiatry in ten treatments
Simon & Shuster 2018

Matthew Smith　Hyperactive the controversial history of ADHD
Reaction Books 2014

Popper Karl　Conjonctures and　Réfutations
Routledge 2002

George Kendall Vickery　A cold of the Herat : Japan strives to normalize depression

University of Pittsburgh,2005

【日本語の参考文献】
「うつ」の舞台　内海健　神庭重信　編　弘文堂　2018
「うつ」の構造　神庭重信　内海健　編　弘文堂　2011
西欧精神医学背景史 中井久夫　著　みすず書房　2015
メンタルクリニックへ行こう　慶応OB精神医療研究グループ著　1996
認知療法、認知行動療法治療者用マニュアルガイド　大野裕著　星和書店　2010
精神科産業医が明かす職場のメンタルヘルスの正しい知識　吉野聡著　松崎一葉監修
日本法令　2018
職場のメンタルヘルス がとことんわかる本　鈴木安名　著　機関紙連合通信社2001
うつヌケ　田中圭一著　KADOKAWA 2017
産業医の職務 Q&A. 財団法人　産業医学振興財団
産業医ガイド　日本医事新報社

▶ 著者プロフィール ………………………………………………………………………

山田 博規（やまだ ひろき）

1959年生まれ。1984年神戸大学医学部卒業。1985年住友病院内科勤務。1987年神戸大学医学部第三内科医員。1991年医学博士。2001年医療法人善仁会理事 大橋クリニック院長。2009年山田内科羽田腎クリニック院長。2011年日本医師会認定産業医。2012年、労働衛生コンサルタント。その後、日本サムスン、オートバックス、浅草今半、千代田食品、日洋、海自検定協会、ジャパンディスプレイなど、さまざまな企業の産業医として、メンタルヘルスの問題を抱える多くの働く人々との面談を行っている。

2018年3月ベスト新書から「あなたはうつではありません」を出版。現在の産業精神医学の枠組みを根本的に問い直す必要性を指摘した。

2020年現在、いくつかの日本を代表する企業や、外資系企業などで産業医業務を行なっている。真のメンタル対策の実現とは何かと日々、問い直している。

メンタルクリニックに行くのはやめよう

2020年6月8日　第1刷発行

著　者　　山田 博規

発行者　　日本橋出版

　　　　　〒103-0023　東京都中央区日本橋本町2-3-15　共同ビル新本町5階

　　　　　電話：03-6273-2638

　　　　　URL：https://nihonbashi-pub.co.jp/

発売元　　星雲社（共同出版社・流通責任出版社）

　　　　　〒102-0005　東京都文京区水道1-3-30

　　　　　電話：03-3868-3275

ⓒ Hiroki Yamada Printed in Japan

ISBN978-4-434-27550-0　C2011